AF328359

DE
LA MÉDICATION

PAR

L'ALCOOL

PAR

LE Dr A. JOFFROY

Ancien Interne des Hôpitaux de Paris
Lauréat de la Faculté (Prix des Thèses, Médaille d'argent)
Chef de clinique adjoint de la Faculté
Membre de la Société de Biologie et de la Société anatomique

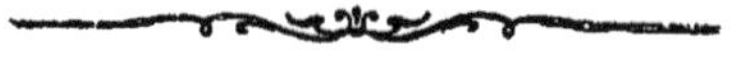

PARIS

ADRIEN DELAHAYE, LIBRAIRE-ÉDITEUR

1, PLACE DE L'ÉCOLE-DE-MÉDECINE, 1

1875

MÉDICATION PAR L'ALCOOL

Historique.

« Il est assez d'usage, dit le professeur Béhier dans son article sur *l'emploi thérapeutique de l'alcool*, de rapporter à Arnauld de Villeneuve la découverte de l'alcool et le premier emploi de ce liquide à titre d'agent hygiénique et thérapeutique. Cependant rien n'est moins démontré que cette assertion. Ainsi Morewood prétend que les Chinois ont préparé l'alcool longtemps avant que cette substance ne fût connue dans le reste de l'Asie ou en Afrique. En outre, Albucasis, médecin arabe du douzième siècle, a été signalé comme ayant obtenu le premier de l'esprit de vin, tandis que d'autres attribuent cette découverte à Raymond Lulle qui vivait au treizième siècle. Bien plus, il ne semble pas que la découverte de cet agent ou même l'idée première de son emploi thérapeutique puisse être attribuée à Arnauld de Villeneuve, quand on se reporte aux œuvres mêmes de ce médecin. En effet, dans son traité : *De conservanda juventute et retardanda senectute,* il vante bien l'utilité de l'eau-de-vie, que quelques-uns, dit-il, appellent l'eau-de-vie, mais dans ce qu'il en dit, il est loin d'avoir le ton d'un homme qui parle d'une découverte personnelle, ni même celui d'un homme qui aurait, le premier, employé un agent curateur qu'il considère d'ailleurs comme très-précieux et auquel il attribue de grandes vertus. Il indique beaucoup plutôt l'eau-de-vie comme un moyen déjà connu et qui, selon l'opinion qu'il en avait, guérissait les plaies en les desséchant et serait surtout utile aux paralytiques, aux épileptiques, aux malades atteints d'albugo, de cancer de la bouche, de gravelle ou d'hydropisie. (*Op. Omn.* Basileæ, 1595, in-fol. p. 332.)

« Il ajoute même cette indication générale : *Sincerat corpus contra putrefactionem, propter ejus sinceritatem.* Mais nulle part il ne revendique l'invention, soit du moyen, soit de son application contre les maladies dans lesquelles il rapporte qu'on en faisait usage dans son temps. Il est beaucoup plus probable que l'alcool était déjà connu des Arabes, qui l'avaient peut-être même reçu de plus loin, puisque l'origine véritable du mot semble devoir remonter jusqu'à la langue chaldéenne dans laquelle il signifie quelque chose qui brûle. Telle est au moins l'opinion de Höfer. (*Histoire de la chimie,* t. I, p. 307.) Arnauld de Villeneuve qui, en 1285, était en Espagne où florissaient les médecins arabes et où il fut médecin de Pierre III d'Aragon, rapporta de ce pays, selon toute probabilité, la connaissance de l'alcool et de ses usages. Mais c'est là un point plus curieux qu'important. »

L'alcool, dès cette époque, devint un remède populaire, et le public le regarda bientôt comme une espèce de panacée universelle sous le nom d'*aqua vitæ* (eau-de-vie), qui rappelle les propriétés qu'on lui attribua tout d'abord : il entretenait la santé, excitait le système nerveux, préservait de plusieurs maladies, prolongeait la durée de l'existence humaine. C'est sous l'influence de cette idée si universellement répandue que Bruno Cibaldi, médecin sicilien, écrivit un traité complet sur la vraie méthode de conserver la santé et de guérir toutes les maladies par le seul usage de l'eau-de-vie (*Del vero metodo*, etc. Palerme, in-12, 1662).

L'usage de l'alcool, né de cette croyance populaire qui s'est conservée encore aujourd'hui, s'est répandu d'une façon effrayante et malheureusement tourné en abus de plus en plus croissant.

Dès les temps les plus reculés on avait administré les boissons alcooliques, comme médicament tonique, dans les cas pressants, soit pour soutenir les forces des malades profondément affaiblis, soit pour prévenir l'introduction dans l'économie de miasmes délétères.

Arétée conseille le vin à doses faibles et répétées dans la pneumonie des vieillards.

Dioscoride préconise son emploi pour prévenir les effets toxiques de la morsure des serpents, et pour combattre certains empoisonnements, ainsi que le prouve le passage suivant : « *Vinum potum liberalius auxilio est contra assumptam cicutam, meconium, aconitum, fungosque, nec minus etiam contra serpentium morsus et ictus* » (Op. omn. efficia vinorum, ch. 5).

Les observations d'affections pulmonaires guéries par les spiritueux occupent depuis longtemps une place en médecine. Le hasard avait donné ces agents comme un remède utile : la pratique en confirma l'efficacité, et la théorie est venue après coup en expliquer le mode d'action et servir de contrôle à ces données empiriques.

En 1683, Lanzoni employait avec succès l'alcool dans un cas de pleurésie. Schelhamemr, en 1690, rapporte la guérison par l'eau-de-vie d'une pneumonie qui régnait épidémiquement.

Plusieurs médecins illustres du siècle dernier constatèrent les bons effets de l'alcool dans les maladies fébriles sans en rechercher l'explication. Tissot et Borsieri considèrent le bon vin pris à fortes doses comme le meilleur remède contre les fièvres intermittentes qui se montrent rebelles au quinquina.

Huxham et Stoll l'administraient dans certaines fièvres accompagnées d'un état de faiblesse très-prononcé.

Enfin, naquirent les théories et celles-ci mirent alors sur la voie d'indications nouvelles.

Nous aurons l'occasion de résumer, dans le cours de ce travail, les principaux travaux vraiment scientifiques entrepris dans ces trente dernières années sur les effets thérapeutiques de l'alcool, et nous mon-

trerons de la sorte, comment cet agent né d'un empirisme aveugle, considéré tout d'abord par le vulgaire comme une panacée presque universelle, est
devenu finalement un des plus puissants moyens
dont la thérapeutique dispose depuis que les indications de son emploi ont pu être scientifiquement
posées.

Au commencement du siècle, la domination presque universelle de la méthode anti-phlogistique de
Broussais fit abandonner presque complètement l'u-
sage intense de l'alcool et des diverses boissons spiritueuses.

C'est à Laennec que revient l'honneur d'avoir
le premier réagi contre ces tendances trop exclusives
et d'avoir conseillé l'emploi de cet agent dans
les affections aiguës thoraciques. Nous en trouvons
la preuve dans un intéressant paragraphe de son
Traité d'auscultation que nous reproduisons plus
loin.

De son côté, un clinicien éminent, Chomel, avait
aussi lutté puissamment contre les tendances de
l'École broussaisienne et proné l'emploi du vin dans
les formes adynamiques de la pneumonie et de la
fièvre typhoïde. Peu de temps après, en Angleterre,
R. Bentley Todd, érigeait en méthode l'emploi de
l'alcool et des préparations qui en dérivent dans le
traitement des phlegmasies pulmonaires et des maladies fébriles.

Cette médication, acceptée avec enthousiasme par
quelques-uns fut admise avec certaines réserves par

la plupart de ses plus illustres compatriotes, tels que Marcet, Gairdner et Murchison.

C'est à M. Béhier que revient le mérite d'avoir introduit en France la méthode thérapeutique du savant médecin anglais; quoiqu'en ayant obtenu des succès remarquables, il croit cependant nécessaire d'apporter quelques restrictions à la médication de Todd, et après un examen judicieux des faits il arrive à conclure que les préparations alcooliques, méthodiquement administrées, sont d'un usage beaucoup moins dangereux, beaucoup plus facile et beaucoup plus innocent que l'on n'est généralement porté à l'admettre; qu'elles constituent un précieux moyen de relever et de consolider les forces de l'économie et enfin qu'on peut les employer à doses plus larges qu'on n'a l'habitude de le faire dans notre pays, pourvu que ces doses restent fractionnées.

Telle est, en quelques mots, l'histoire générale de la médication alcoolique; après avoir indiqué succinctement les phases diverses qu'elle a suivies, nous allons maintenant pénétrer dans les détails de son étude et passer en revue les faits et les documents que la science moderne est venue lui fournir.

De l'alcool et de ses variétés.

Notre intention n'est point d'exposer dans ce chapitre l'histoire chimique complète de l'alcool et de ses variétés.

Toutefois il est des notions chimiques qui permettent d'expliquer les résultats, parfois si contradictoires, obtenus par les divers observateurs en matière de thérapeutique, et qui peuvent indiquer sur quel terrain et dans quelles conditions l'expérimentation doit s'exercer, pour arriver à des conclusions vraies et utiles.

Ce sont ces points que nous nous efforcerons de mettre en lumière.

Les chimistes représentent l'alcool absolu sous la formule $C^4H^6O^2$ et on peut le considérer, non comme un hydrate de carbone, mais comme un composé résultant de l'association de l'eau avec un hydrocarbure (A. Gautier), c'est-à-dire avec un corps éminemment combustible.

L'alcool ne s'emploie en thérapeutique que dilué dans une quantité d'eau plus ou moins considérable. Il constitue la base commune de toutes les liqueurs fermentées employées comme boisson dans les différents pays du monde, le vin, la bière, le cidre, le poiré, le koumis, etc., et la distillation de ces liqueurs a été pendant longtemps la principale source de production des différentes eaux-de-vie. De tous temps, on avait remarqué que ces produits de distillation différaient les uns des autres par leur odeur, par leur saveur, par leur action plus ou moins rapide et plus ou moins violente sur l'organisme, et l'on en avait conclu que l'alcool se trouvait associé à des composés variables suivant son origine. Mais la consommation publique augmentant, on fut bientôt dans la nécessité, pour se procurer de l'alcool en quantité suffisante, de le produire autrement que par la distillation des boissons dans lesquelles ce corps provient de la fermentation de la glycose. Et comme l'on savait que sous l'influence d'un ferment l'amidon ou la dextrine peuvent se transformer en glycose, on a retiré l'alcool des subtances amylacées et féculentes. L'eau-de-vie de pommes de terre et l'eau-de-vie de grains pénétrèrent de la sorte dans l'alimentation, et aujourd'hui ce sont ces *alcools de mauvais goût* qui entrent pour la plus grande partie dans la consommation. Ce sont ces eaux-de-vie qui servent presque exclusivement à la fabrication des liqueurs de table (curaçao, absinthe, chartreuse, etc.), sans en excepter le *cognac*, qu'on fabrique trop souvent en colorant un alcool de mauvais goût avec du caramel et en le parfumant avec une préparation bien connue dans le commerce sous le nom de *rancio* (1).

Ce que nous venons de dire suffit amplement pour démontrer que l'alcool pur est relégué dans les laboratoires de chimie, et que dans l'alimentation publique aussi bien que dans la thérapeutique ce composé ne s'emploie que mélangé avec des matières étrangères très-variables suivant la provenance. Il va sans dire qu'on l'emploie toujours plus ou moins dilué, considération bien importante encore au point de vue physiologique et thérapeutique.

Quelques faits prouveront l'importance de cette distinction. On sait, par exemple, que la goutte est généralement l'apanage des classes riches, et qu'un mode d'alimentation dans lequel les vins généreux entrent pour une large part est très-favorable à l'éclosion de cette maladie. Est-ce l'alcool qu'il faut incriminer dans ces cas ? Non, à coup sûr ; car on voit des sujets appartenant à une classe moins favorisée abuser journellement de l'alcool, au point de s'intoxiquer, et chez eux la goutte n'apparaît pas. C'est donc à la présence, à côté de l'alcool, de substances particulières aux vins consommés, aussi bien qu'à la différence dans l'alimentation, qu'il convient de rapporter les accidents goutteux. C'est cette remarque qui a amené Garrod à supprimer le vin

(1) Les dégustateurs désignent sous le nom de *rancio* la saveur et le parfum agréables qui se développent avec le temps dans le cognac conservé dans de bons fûts en chêne, exposés à une température de 20° environ.

dans le régime des goutteux, et à le remplacer par du rhum ou du cognac mélangé à de l'eau.

Nous trouvons encore un exemple plus frappant du même fait dans le développement de la goutte chez les ouvriers qu'on emploie la nuit à Londres pour l'extraction des boues de la Tamise, et auxquels on donne à boire une grande quantité de porter. Chez eux la goutte se développe, tandis qu'elle n'existe pas chez les ouvriers qui ne consomment que des bières communes ou du brandy, quand bien même ils en font une large consommation.

Ces exemples suffisent pour prouver que, si l'alcool est le principe essentiel des liqueurs fermentées, on ne peut pas pour cela ne pas tenir compte des autres principes qu'elles contiennent encore et dont la composition se rapproche ou s'éloigne de celle de l'alcool. Un vin de Bordeaux contenant 15 0/0 d'alcool ne produira pas dans l'alimentation le même résultat qu'une solution de rhum au même degré. Bien plus, à degré égal, un alcool de bon goût comme le cognac ne produira pas la même action qu'un alcool de mauvais goût comme l'eau-de-vie de grains ou de pommes de terre, et si l'alcoolisme est si fréquent dans les pays du nord cela tient à l'usage à peu près exclusif des eaux-de-vie de mauvaise provenance. Dans les pays de production de l'alcool vinique et où la consommation est très-considérable, l'alcoolisme ne cause pas à beaucoup près autant de ravages, et ce n'est pas parmi les habitants du midi de la France que Magnus Hüss aurait trouvé tous les éléments de sa description.

L'alcool provenant du vin, du cidre, de la bière, etc., est de l'alcool éthylique. Il ne renferme que très-peu de substances se rapprochant de lui par leur composition. Mais il n'en est plus de même des alcools extraits des grains ou des pommes de terre. Dans ce dernier cas, l'alcool éthylique se trouve toujours mélangé à des alcools amylique et butylique qui ont une action toxique de beaucoup supérieure à celle de l'alcool vinique et que l'on ne parvient pas à éliminer complétement par les procédés de purification employés dans le commerce. Beaucoup d'auteurs ont insisté sur ce point, que les alcools qui renferment la plus forte proportion de carbone sont les plus toxiques (Richardson, Marvaud), et les expériences de Cros (1) et tout dernièrement de Rabuteau (2) ont bien mis en lumière ce fait déjà signalé par Pelletan en 1825. D'après leurs effets toxiques, on peut classer les alcools de la manière suivante : alcools méthylique, éthylique, butylique et amylique. La difficulté de la purification des alcools méthyliques (esprit de bois) s'oppose à leur emploi comme boissons. L'alcool éthylique est l'alcool ordinaire. Les alcools butylique et amylique existent en notable quantité dans les eaux-de-vie de grains

---

(1) Cros, *Action de l'alcool amylique sur l'organisme.* Thèse de Strasbourg, 1863.

(2) Rabuteau, *Des effets toxiques des alcools butylique et amylique* (*Union médicale,* 1870, p. 165).

et de pommes de terre, et il n'est que trop facile de dissimuler leur saveur âcre par l'addition de substances fortement odorantes ou savoureuses (chartreuse, curaçao, absinthe, etc.).

Dans les alcools il y aurait également lieu de tenir compte des éthers et de composés analogues.

Enfin, dans le vin, à côté de l'alcool éthylique, des éthers, des parfums, des huiles essentielles auxquels il doit son *bouquet*, on trouve du tannin, des matières colorantes, de la crême de tartre, des bases, des acides analogues pour la plupart à ceux que l'on rencontre dans les organismes vivants, et cela dans des proportions qui varient à l'infini suivant la provenance, l'âge, le mode de conservation, etc.

Il résulte de cette association de l'alcool avec d'autres composés aussi variables dans leur proportion que dans leur nombre et leur composition chimique, que l'étude thérapeutique de l'alcool n'est pas comparable à celle d'un composé défini, le nitrate d'argent ou l'iodure de potassium, par exemple. Ce n'est pas le composé $C^4H^6O^2$ dont il nous faut étudier l'action médicamenteuse, mais bien l'association de ce composé avec un grand nombre d'autres substances dont nous ne connaissons pas mieux les propriétés physiologiques que la composition chimique.

Le problème, comme on le voit, est fort complexe, et nous ne sommes pas les premiers à avoir insisté sur ce point. M. Marvaud, en particulier, a montré toute l'importance que l'on doit attacher au choix

de l'alcool et il incline fort vers l'opinion suivante :
c'est que les effets pernicieux de l'alcool sont dus
plus encore à sa mauvaise qualité et à son impureté qu'à son action propre.

Jusqu'à ce jour, dans les recherches thérapeutiques et physiologiques faites avec l'alcool, on n'a
pas tenu un compte suffisant de sa provenance et de
son degré d'impureté plus ou moins marqué. C'est
là un *desideratum* que nous ne voulons aujourd'hui
que signaler. Aussi, dans le cours de ce travail, nous
ne reviendrons plus sur ce point, nous parlerons de
l'alcool comme d'un composé bien défini. Toutefois,
il y a une trop grande différence entre l'action de
l'alcool obtenu par la distillation et l'action de l'alcool obtenu par la fermentation pour que dans la
partie thérapeutique de ce travail nous n'ayons pas
plusieurs fois l'occasion de distinguer d'une manière
particulière l'emploi des boissons fermentées de celui
des boissons distillées.

Action physiologique de l'alcool à dose médicamenteuse.

Comme le titre de ce chapitre l'indique, il ne sera pas fait ici une étude complète de l'action physiologique de l'alcool; nous ne pourrions manquer de nous égarer, ici dans le domaine de la toxicologie, là, dans le domaine de la pathologie. Nous nous attacherons surtout à déterminer le mode d'introduction et d'élimination de l'alcool. Les modifications qu'il subit dans l'économie, quelles qu'utiles qu'elles seraient à connaître pour la thérapeutique, font encore partie des nombreux *desiderata* de la chimie vivante.

L'alcool est-il un aliment ? — La question qui domine toute la physiologie et partant toutes les applications thérapeutiques de l'alcool est la suivante : l'alcool est-il un aliment? Pour Todd, la question n'était pas douteuse, et pour le prouver, il suffit de rappeler que le promoteur contemporain de la médication par l'alcool a demandé pour épitaphe ces trois mots : *Ile fed fevers.*

Il y eut, en effet, une époque où c'était peu de

regarder l'alcool comme un aliment : on était unanime avec Liebig pour en faire le type de l'aliment respiratoire. Cette opinion fut partagée par Bouchardat et Sandras, Duchek, Baudot, etc., jusqu'en 1860, époque à laquelle MM. Lallemand, Perrin et Duroy (1) firent paraître sur le rôle de l'alcool dans l'organisme un ouvrage qui eut un grand retentissement. A la suite de l'administration de l'alcool à des animaux, ces auteurs retrouvèrent l'alcool en nature dans les principaux liquides et solides de l'organisme, en particulier dans le sang, dans le cerveau et dans le foie, dans les urines, dans les sueurs et dans les produits de l'expiration pulmonaire. Et contrairement aux résultats annoncés par Duchek, ils ne purent retrouver dans les mêmes conditions, ni aldéhyde, ni acide acétique, ni acide oxalique, par conséquent aucun des produits intermédiaires à l'oxydation de l'alcool.

Ces auteurs posèrent la conclusion suivante : « L'alcool passe inaltéré à travers l'organisme et est éliminé en nature par les sécrétions (poumons, peau, reins) » (2).

Des conclusions aussi absolues ne pouvaient manquer de soulever des protestations, toutefois on peut dire que d'une façon générale l'opinion ancienne fut dès lors regardée comme une erreur, et l'on admit que l'alcool n'était pas un aliment, qu'il ne faisait

(1) Lallemand, Perrin et Duroy, *Du rôle de l'alcool et des anesthésiques dans l'organisme.* Paris, 1860.

(2) *Loc. cit.*, p. 231.

que traverser l'organisme sans y subir aucun phénomène d'oxydation et qu'il sortait en nature.

M. Bouchardat a résumé dans la phrase suivante
toutes les critiques adressées à MM. Lallemand,
Perrin et Duroy : « Pesez l'alcool, dit-il, à l'entrée
et à la sortie de l'économie vivante, puis concluez. »
L'expérimentation pouvait, en effet, seule répondre.
En 1866, un médecin russe, M. Hugo Schulinus (1)
reprit les mêmes expériences, et rechercha l'alcool
par la distillation successive de la totalité de tous les
viscères. Comme MM. Lallemand, Perrin et Duroy,
il faisait prendre à ses animaux de fortes doses
d'alcool; comme eux aussi il retrouva de l'alcool
dans les humeurs et les solides, mais il ne retrouva pas la totalité de l'alcool ingéré. MM. Bouchardat et Sandras disaient que la plus faible proportion de l'alcool absorbé par un homme était
éliminée, que la plus grande partie était détruite et
convertie en eau et en acide carbonique. C'est la
formule de Schulinus, mais avec des termes ren-
versés. M. Bouchardat n'avait réclamé d'autre juge
que la *balance*, la balance lui donnait raison sur le
point essentiel : une certaine quantité d'alcool était
brûlée.

Enfin dans ces dernières années la question a été
reprise à nouveau par plusieurs observateurs, parmi
lesquels nous mentionnerons uniquement MM. Du-

(1) Hugo Schulinus, *Untersuchungen über die Vertheilung des Wein-
gestes im thierischen Organismus* (*Archiv. der Heilkunde*, 1866, t. II,
p. 97).

pré (1) et Anstie (2). Ces nouvelles recherches, faites avec un soin et une rigueur véritablement scientifiques, établissent que l'alcool brûle presque complétement ; on n'en retrouve pas dans la sueur, à peine dans les fécès et dans le sang, et seulement des quantités très-faibles dans les gaz expirés et dans les urines. C'est encore au même résultat que sont arrivés les docteurs Albertoni et Lussana dans un travail récent (3). On en est donc revenu entièrement à l'ancienne théorie, à la théorie de Liebig, de Bouchardat, etc., et il n'est plus douteux aujourd'hui que l'alcool brûle : *l'alcool est un aliment.*

Cette discussion qui a duré quinze ans, et les nombreuses recherches auxquelles elle a donné lieu, n'auront pas été sans résultat ; non-seulement il est prouvé que l'alcool brûle dans le corps, mais il résulte de l'examen minutieux des expériences si multipliées rapportées par les auteurs, que l'alcool est brûlé en tout ou en partie suivant les circonstances, et principalement suivant la dose ingérée. Bouchardat en trouve peu dans les tissus, Schulinus en trouve beaucoup, Dupré et Anstie n'en constatent que de très-faibles quantités. Il n'y a là qu'une contradiction apparente ; lorsqu'on examine le détail des expériences on voit qu'il y a lieu de tenir compte, pour expliquer ces différences, et de la dose d'alcool

(1) Dupré, *Proceedings of Royal Society,* n° 133, 1872, p. 268.

(2) Anstie, *Final experiments on the elimination of alcohol from the body (The Practitioner,* 1874).

(3) *Lo Sperimentale,* n°ˢ 10 et 11, 1874.

ingérée, et de la quantité administrée à la fois, et de l'époque à laquelle on recherche l'alcool à partir du moment de son ingestion. De tous ces détails on peut, avec Bouchardat et Sandras, conclure que l'alcool, lorsqu'il est pris à doses modérées, est brûlé en majeure partie et éliminé dans une faible proportion (Bouchardat et Sandras). Mais si l'alcool est absorbé à hautes doses, une partie échappera à une combustion rapide et se retrouvera en nature dans le sang et les secrétions. Ainsi Musing a retiré une notable quantité d'alcool du sang d'un ivrogne. Béchamp a signalé l'alcool dans le lait d'une nourrice qui avait fait des excès de boissons (1).

Il était de la plus haute importance pour nous, de savoir si, en réalité, l'alcool était ou n'était pas brûlé ; il ne serait pas non plus sans intérêt de savoir comment se fait cette combustion, mais de nouvelles recherches sont nécessaires. Pour M. Bouchardat, l'alcool, par la combustion, se change immédiatement en eau et en acide carbonique, tout en se transformant quelquefois, d'abord, en un produit intermédiaire, l'acide acétique (2). Pour Duchek (3), l'alcool s'oxyderait graduellement et passerait ainsi

(1) Le Dr Charpentier, agrégé de la Faculté (com. orale), a constaté des phénomènes très-accentués d'excitation nerveuse chez un enfant allaité par une nourrice adonnée aux liqueurs alcooliques. La nourrice fut surveillée, rationnée, et les accidents de l'enfant disparurent.

(2) Bouchardat et Sandras, *De la digestion des boissons alcooliques et de leur rôle dans la nutrition*, p. 452.

(3) Duchek, *Vierteljahrschrift für die praktische Heilkunde*, 1853.

par une série de transformations, l'aldéhyde, l'acide
acétique, l'acide oxalique, l'acide carbonique. La
dose d'alcool ingérée doit probablement ici encore
jouer le rôle principal : ce qui paraît toutefois hors
de doute, c'est que chez les ivrognes les gaz expirés
ont une forte odeur d'aldéhyde, et que ce phénomène
ne se présente pas lorsqu'une faible quantité d'alcool
a été absorbée.

Peut-on conclure de tout cela que l'alcool est uni
quement un aliment de respiration, comme le voulait
Liébig? Nous ne le pensons pas. Sans doute, l'alcool
ne fournit pas d'azote pour la réparation des éléments
azotés, mais il peut fournir de l'hydrogène, du carbone, de l'eau et servir ainsi à la constitution même
de certains éléments du corps. Nous ne sommes pas
en mesure de nous prononcer sur ce point, mais
nous n'acceptons pas sans réserve cette opinion de
Liebig, que l'alcool brûle dans le corps et n'est utile
que par la chaleur qu'il développe. Le fait est possible, il n'est pas prouvé. Pour nous, l'alcool est
donc simplement un aliment, puisqu'il brûle dans le
corps, mais nous ne savons si c'est uniquement un
aliment qui produit de la chaleur, ou si en même
temps il apporte des matériaux utilisés par l'assimilation. MM. Albertoni et Lussana, dans leur récent
travail, tranchent la question dans ce dernier sens,
et ils admettent qu'une certaine quantité d'alcool
s'incorpore dans les tissus et concourt à la formation
de la graisse et de quelques autres substances de
organisme.

Maintenant que nous avons répondu par l'affirmative à cette question, l'alcool est-il un aliment?— nous allons étudier son action sur l'économie et en particulier sur les différents systèmes.

Absorption.—C'est généralement après son ingestion dans l'estomac que l'alcool est absorbé, et l'absorption se fait soit dans l'estomac (Bouchardat et Sandras), soit également dans l'intestin grêle, surtout lorsque la quantité d'alcool est considérable. Magendie, Tiedemann et Gmelin ont démontré que cette absorption se fait par les veines et non par les chylifères. Toutefois Longet, sans nier que ce soit principalement par les veines que s'effectue l'absorption de l'alcool introduit dans le tube digestif, a cru devoir faire des réserves pour l'absorption d'une petite quantité d'alcool par les chylifères.

L'absorption de l'alcool se fait également dans le gros intestin. Les phénomènes généraux dus à l'introduction de l'alcool par cette voie dans l'organisme sont moins rapides que lorsque l'alcool est ingéré dans l'estomac. D'autre part, il faut noter que les solutions alcooliques devront être diluées, à 10° par exemple, afin d'éviter l'irritation locale de la muqueuse.

L'absorption par les séreuses se fait plus rapidement que par l'estomac (Rayer), et produit les mêmes phénomènes. Il est nécessaire de l'employer à plus de 20° pour obtenir des phénomènes inflammatoires.

L'absorption par la muqueuse pulmonaire a été

constatée par Orfila, Segalas, etc., sur des chiens et se trouve prouvée chez l'homme par l'ivresse qui se développe chez les ouvriers qui travaillent dans les caves où l'on transvase l'alcool. Nous ne ferons que rappeler le fait de M. Mesnet qui l'a observé, chez un négociant en alcools qui couchait au-dessus de son magasin; le développement de l'ivresse se répétait toutes les nuits sous l'influence de la respiration des vapeurs alcooliques. Cet homme devint paralytique général au bout de dix-huit mois. Tous ces faits sont très-probants, et nous ne comprenons pas que MM. Albertoni et Lussana les aient mis en doute; toutefois, ils citent des expériences négatives faites en enfermant des lapins sous des cloches au milieu de vapeurs alcooliques. Il y a donc lieu de répéter ces expériences.

Action sur la digestion. — L'alcool exerce une influence différente sur le tube digestif suivant son état de concentration. L'alcool, étant un corps fort avide d'eau, s'hydrate rapidement dans l'estomac s'il est à un dégré élevé, et, au bout d'un temps très-court, il ne marque plus que 12° c. (F. Hæck) (1). A ce degré et aux degrés voisins, l'alcool active la circulation dans les parois stomacales et augmente modérément la sécrétion du suc gastrique. Plus concentré, il congestionne vivement l'estomac et peut même produire des ecchymoses et une irritation fort vive, surtout si l'absorption de l'alcool ne s'ac-

(1) *Deutsch Klinik*, 1857, n°ˢ 22, 26 et suiv.

compagne pas de l'ingestion d'aliments. Dans tous ces cas, il diminue la sécrétion du suc gastrique (Cl. Bernard). L'alcool facilite, en outre, la dissolution des corps gras et il est un excitant des contractions stomacales. En résumé, son action dépend de son degré de concentration. A 12°, à 15° c. et même à 18 et 20° c., l'alcool pris à doses modérées facilite le travail de la digestion; plus concentré, il devient nuisible s'il ne trouve pas dans les aliments ingérés assez d'eau pour se diluer rapidement.

Action sur la circulation. — Tous les auteurs sont d'accord sur ce point, que l'alcool dilué et pris à petites doses amène une augmentation dans le nombre des pulsations cardiaques, et une amplitude plus grande des pulsations qui révèle la dilatation des vaisseaux de la périphérie et une diminution de la tension vasculaire. Comment se produisent ces phénomènes? Nous ne ferons pas ici l'énumération de toutes les théories; nous pensons, avec Anstie, que l'alcool agit sur le système nerveux central et par son intermédiaire sur les vaso-moteurs.

A forte dose, l'alcool produit un ralentissement des pulsations cardiaques et la tension vasculaire augmente; le pouls devient petit et dur.

L'action de l'alcool sur la circulation est donc subordonnée à la quantité d'alcool absorbé.

Quant aux modifications du sang dans ses propriétés physiques ou chimiques, elles sont peu connues. Nous ne reviendrons pas ici sur la présence dans le sang de l'alcool ou de ses dérivés. Nous ne parlerons pas non plus de la paralysie qui frapperait les globules blancs, s'opposerait à leurs mouvements amiboïdes et procurerait ainsi une explication facile des bons résultats obtenus par l'emploi de l'alcool dans les suppurations (Binz, Ross). Nous mentionnerons seulement les globules graisseux ou albumineux signalés par Magnus Hüss et retrouvés par d'autres observateurs. Nous ajouterons que le sang peut présenter les modifications que lui imprime l'asphyxie, quand elle a été produite par le ralentissement du cœur et du jeu des parois thoraciques.

Il serait très-intéressant d'étudier les gaz du sang consécutivement à l'absorption de doses variées d'alcool. Mais cette étude n'a pas encore été faite. Cependant nous donnerons ici un renseignement qui se rattache à cette question et que nous devons à l'obligeance de M. Brouardel. Dans un cas de delirium tremens, cet observateur a dosé la quantité d'oxygène que le sang battu à l'air était capable d'absorber, et il a trouvé que cette artérialisation des globules rouges était notamment diminuée.

Action de la respiration. — Les mouvements respiratoires sont modifiés dans le même sens que les pulsations artérielles; sous l'influence de doses modérées, les inspirations deviennent plus nombreuses et plus amples. Lorsque la dose d'alcool est assez forte pour amener le ralentissement du cœur, on note également la lenteur des mouvements respiratoires.

En même temps que l'alcool active les mouvements

de la respiration, on peut constater une diminution notable du chiffre de l'acide carbonique exhalé. Prout, le premier, a noté ce fait; Lallemand, Perrin et Duroy, Duchek, Hammond, Anstie et Dupré sont tous d'accord sur ce point. A doses faibles et fractionnées, l'alcool déterminerait dans l'espace d'une heure une diminution de gaz CO_2 qui serait de 24 à 51 p. 100 (Marvaud). E. Smith confirme le fait pour la plupart des alcools, pour le brandy par exemple, mais il dit avoir observé une augmentation dans l'exhalation de l'acide carbonique après l'ingestion de rhum. Ce fait n'a pas été confirmé.

C'est là que se sont arrêtées les recherches sur la modification des gaz expirés, et l'on ne s'est pas enquis de la quantité de vapeurs d'eau ni d'azote qui s'exhalait avec l'acide carbonique.

Action sur les fonctions urinaires. — Les résultats obtenus sur ce point par les observateurs sont assez variables; ils portent sur deux points : la quantité d'urine éliminée dans les 24 heures et la quantité d'urée qu'elles renferment. Dans des recherches récentes, le D* Hammond (1) a expérimenté l'action de l'alcool sur lui-même (et il est à noter qu'habituellement il ne fait aucun usage des spiritueux dans son alimentation), et il a constaté qu'en ajoutant à sa nourriture 50 grammes d'alcool dans les vingt-quatre heures, il y avait une diminution dans la quantité de l'urine éliminée pendant ces vingt-quatre heures, ainsi

(1) Hammond, *Physiological and medico-legal Journal.* 1875, New-York.

que dans la quantité de l'urée et des parties constituantes solides. La diminution de l'urée avait déjà été constatée par la plupart des observateurs, en particulier par Bœcker, Marvaud, Rabuteau, etc.; tandis que d'autres expérimentateurs avaient noté l'absence de cette modification, ou même un effet opposé (Perrin, Duchek). Ici encore il faut tenir le plus grand compte de diverses circonstances parmi lesquelles nous mentionnerons particulièrement l'alimentation, la quantité des boissons et l'exercice.

Nous nous croyons, malgré ces quelques contradictions, en droit de regarder l'alcool pris à doses modérées, toutes choses égales d'ailleurs, comme diminuant la quantité de l'urine et de ses parties constituantes solides. Les recherches précises d'un observateur de la valeur du Dr Hammond ne nous laissent pas de doute sur ce point.

Action sur le système nerveux. — Tout le monde a éprouvé l'excitation qui suit de près l'ingestion de l'alcool à doses modérées : excitation cérébrale, excitation musculaire, disparition ou diminution notable de la fatigue aussi bien intellectuelle que physique. A doses plus élevées se produisent les phénomènes de l'ivresse à ses différents degrés et l'on voit succéder à l'excitation la perversion, puis l'abolition des facultés intellectuelles et motrices, en même temps que la sensibilité s'émousse et disparaît. De sorte qu'il y a entre l'alcool et les anesthésiques la plus grande analogie, puisqu'après avoir produit l'excitation, ils déterminent la résolution musculaire et une anesthésie généralisée (Cl. Bernard) (1).

Nous ne décrirons pas les détails de ces différentes périodes, mais nous dirons quelques mots des explications qu'on en a donnécs. Nous ne ferons que mentionner l'opinion d'Orfila, de Brodie et de Marcet qui pensent que l'alcool excite dans l'estomac les terminaisons nerveuses des pneumogastriques, de telle sorte que l'alcool n'agirait sur les centres nerveux que par action réflexe. Nous croyons qu'il est indiscutable que « l'ivresse tient à la présence de l'alcool dans le sang et à son action directe sur les éléments nerveux ; mais il faut tenir compte également de l'état de la circulation cérébrale, dont les modifications sont des accidents qui accompagnent l'ivresse sans constituer son essence » (Cl. Bernard).

Quelles sont donc ces modifications de la circulation cérébrale? Ce sont les mêmes que pour la circulation en général. Au début les vaisseaux se dilatent, le cerveau se gonfle et fait hernie par le trou du trépan (Cl. Bernard); ensuite, à mesure que se produit l'ivresse, la résolution et l'insensibilité, la substance nerveuse s'anémie et s'affaisse.

L'action de l'alcool sur les centres nerveux ne consiste pas seulement dans des modifications de leur circulation, mais encore dans l'action directe de l'alcool sur les éléments nerveux (Cl. Bernard). Cette explication se trouve entièrement confirmée par les

____

(1) Cl. Bernard, *De l'anesthésie* (*Revue des cours scien'ifiques*, 1869).

recherches citées plus haut et prouvant que l'alcool est absorbé en nature, et qu'on le retrouve dans tous les organes lorsqu'il a été pris en excès. Ici se place une question : l'alcool s'accumule-t-il de préférence dans certains organes, le foie et les centres nerveux (Lallemand, Perrin et Duroy)? Les recherches de Schulinus, celles d'Anstie et Dupré n'ont pas confirmé ces résultats; l'alcool se dissémine également dans tout l'organisme.

Il nous reste maintenant à déterminer les parties des centres nerveux sur lesquelles l'alcool agit spécialement.

L'action sur la substance grise du cerveau est démontrée surabondamment par les modifications que l'alcool produit dans l'activité de l'intelligence.

Mais il est plus difficile de localiser l'action de l'alcool pour l'explication des troubles de la motilité et de la sensibilité. Les centres cérébraux sensitifs et moteurs sont trop voisins des centres intellectuels pour que l'on ne songe à leur attribuer une juste part dans les phénomènes de l'ivresse. Cependant cela n'exclut pas une action directe de l'alcool sur le bulbe, sur la moelle.

L'action sur le cervelet est-elle prouvée complétement par les expériences de Flourens, qui déterminait des phénomènes analogues, soit en enlevant aux animaux des tranches de cervelet, soit en leur administrant des doses successives d'alcool ? Evidemment non. Car l'incoordination motrice peut tout aussi bien résulter d'une action sur la moelle que d'une action sur le cervelet. Dans l'ataxie locomotrice, le cervelet n'est pas lésé et l'incoordination motrice est cependant l'un des principaux symptômes de cette maladie. Un premier point est donc établi, c'est que les expériences de Flourens ne sont pas probantes par elles-mêmes; mais nous allons voir que le peu d'action de l'alcool sur la moelle, lorsque les doses ne sont pas très-fortes, vient à l'appui de la manière de voir du grand physiologiste.

Les troubles de la motilité et de la sensibilité peuvent, en effet, provenir aussi bien de modifications du cerveau que de modifications de la moelle. Puisque l'intelligence est primitivement affectée, il y a évidemment, dès le principe, modification de l'activité cérébrale, et il est tout naturel, comme nous l'avons dit plus haut, de rapporter à l'encéphale les troubles de la motilité et ceux, plus légers, de la sensibilité. Aussi sommes-nous étonné qu'un auteur, dont nous nous plaisons à louer les travaux, M. Marvaud, ait émis une opinion trop absolue sur le rôle de la moelle dans les accidents de l'ivresse. « Aux troubles de l'intelligence et de la coordination des mouvements, dit-il, s'ajoutent des désordres de la sensibilité et de la motricité : ces derniers sont assez caractéristiques pour indiquer que la moelle épinière est à son tour impressionnée (1). » Une expérience que cet auteur cite à la page suivante aurait dû lui montrer le rôle important que joue l'encéphale

____

(1) Marvaud, *loc. cit*, p. 220.

dans la paralysie des membres postérieurs. Cependant cette opinion semblait confirmée par le fait bien connu que, chez les animaux, les chiens par exemple, les troubles de la motilité se montrent d'abord dans les membres postérieurs, comme l'indiquait tout dernièrement encore notre savant ami le docteur Magnan (1). Pour nous faire une opinion, nous avons jugé à propos de faire vérifier le fait expérimentalement. Voici le résumé d'une expérience faite fort obligeamment, sur notre demande, le 2 mars dernier, par MM. les docteurs Carville et Bochefontaine, dans le laboratoire de M. Vulpian.

Sur un chien de forte taille, on met à nu la moelle épinière à la partie inférieure de la région dorsale. Par une constriction très-forte exercée au moyen d'un fil passé au-dessous de la moelle, on isole le renflement lombaire de la moelle des parties supérieures. On laisse l'animal reposer pendant quatre heures, et l'on constate alors l'intégrité de la sensibilité réflexe dans les membres postérieurs.

A partir de ce moment, on injecte dans une des veines crurales, à huit reprises différentes, et chaque fois à dix minutes d'intervalle, 50 grammes d'une solution alcoolique, à la température de 30° c. et faite en mélangeant 70 grammes d'alcool à 90° avec 300 grammes d'eau.

La première injection ne produit aucun changement notable dans l'état de l'animal.

(1) Magnan, *Archives de physiologie normale et pathologique*, 1873, p. 115.

Après la seconde, l'animal s'endort profondément sans avoir présenté aucune période d'excitation. On constate la conservation de la sensibilité réflexe aussi bien dans les membres antérieurs que dans les membres postérieurs.

De même après la troisième, la quatrième et même la cinquième injection.

Ce n'est qu'après la sixième injection que la sensibilité réflexe s'émousse. Le pincement des orteils des pattes antérieures y provoque des mouvements, mais il y a retard évident. Dans les pattes postérieures le retard est encore plus considérable, et la sensibilité n'est que difficilement mise en jeu.

Après la huitième injection, les actions réflexes disparaissent complétement dans les membres postérieurs et presque complétement dans les membres antérieurs.

Nous ne voulons pas tirer de cette expérience des déductions trop absolues ; mais la persistance des mouvements réflexes dans les membres postérieurs, alors que l'animal était plongé dans le sommeil de l'ivresse, leur disparition si tardive et se produisant en même temps dans les membres antérieurs et dans les membres postérieurs, nous portent à penser que c'est principalement par son action sur l'encéphale que l'alcool produit des troubles de la motilité et de la sensibilité, et que son action sur la moelle est peu prononcée lorsque l'alcool n'est pas pris à doses excessives, c'est-à-dire toxiques.

L'alcool exerce certainement aussi une action sur

le bulbe, mais de même que tous les anesthésiques, il n'impressionne violemment cet organe que quand il a déjà aboli complétement les fonctions du cerveau et de la moelle.

Est-ce à l'action de l'alcool sur le bulbe qu'il faut attribuer les modifications de la circulation et de la respiration? Il est peut-être convenable de le faire dans une certaine mesure. C'est là une partie de la question qui n'a pas été étudiée spécialement.

En résumé, l'alcool à doses modérées est un excitant des fonctions du système nerveux; à doses considérables, il amène leur perversion, puis leur abolition. Il agit sur les fonctions intellectuelles, motrices et sensitives. Son action est due en même temps à des modifications de la circulation et à une influence particulière que l'alcool en nature exerce sur les éléments nerveux; elle s'exerce plus particulièrement sur le cerveau et le cervelet; la moelle n'est impressionnée que légèrement ou tardivement, de même que le bulbe.

Action sur la température. — On sait que dans les pays du Nord, l'alcool est consommé en grande quantité et que l'opinion du vulgaire est que l'alcool réchauffe. Les résultats expérimentaux sont entièrement opposés à cette conclusion. Déjà Todd et M. Béhier avaient indiqué l'action anticalorifique de l'alcool dans les affections fébriles, quand l'expérimentation vint confirmer ce résultat de la clinique.

MM. Duméril et Demarquay (1), par des expériences faites sur les animaux, Sydney-Ringer et W. Richards (2), par des expériences faites sur des sujets en bonne santé et sur des fébricitants, E. Smith (3), Maurice Perrin, Marvaud, Magnan (4), et dans ces derniers temps beaucoup d'autres auteurs, ont vérifié le fait; tous sont unanimes sur ce point, c'est que l'alcool fait baisser la température centrale.

Cette diminution est très-peu marquée et se traduit à peine par quelques dixièmes de degré, lorsque l'alcool est pris à petites doses par un sujet en bonne santé. M. Parkes (5), en 1870, a même obtenu des résultats complétement négatifs, ce qui lui a attiré une critique acerbe de la part du professeur Binz, comme si le résultat d'une expérience aussi simple n'était pas indépendant de l'expérimentateur. Depuis cette époque, M. Parkes (1874) a obtenu un abaissement léger avec les mêmes doses d'alcool; seulement, au lieu de l'administrer au moment du repas comme dans ses premières recherches, il le faisait prendre à jeun.

En augmentant la quantité d'alcool ingéré, on pro-

(1) Duméril et Demarquay, *Recherches expérimentales sur les modifications imprimées à la température animale par l'alcool, l'éther et le chloroforme.* Paris, 1848.

(2) Sydney Ringer et W. Richards, *The influence of alcohol on the temperatur of non febrile and febrile persons.* (*The Lancet*, 1866.)

(3) E. Smith, *The medico-chirurgical Transactions,* 1856-1859; *Dublin medic. Press,* 1860, et *The Lancet,* 1861.

(4) Magnan, *Études expérimentales et cliniques sur l'alcoolisme.* Paris, 1871.

(5) Parkes, *Proceedings of the Royal Soc.* London, 1870.

duit une diminution de plus en plus grande de la température, et l'on ne compte plus par dixièmes de degré, mais par degrés.

On sait que la température s'abaisse considérablement chez les gens ivres qui restent exposés au froid. Le docteur Magnan cite dans son travail sur l'alcoolisme une observation fort remarquable, recueillie par M. Duguet, et dans laquelle l'abaissement de température produit par l'alcool et le froid a été de près de 11°. M. Bourneville a observé un fait semblable.

Nous avons tenu à rappeler ces exemples pour montrer combien il importe de distinguer l'effet produit par des doses modérées ou des doses considérables. Les autres conditions différentes de son administration ont également une grande importance, et nous verrons plus tard que des doses d'alcool qui, chez l'homme en bonne santé, déterminent un abaissement à peine marqué de la température, produisent, au contraire, chez les fébricitants une diminution notable.

Nous ne chercherons pas à expliquer l'effet de l'alcool sur la température animale ; les uns invoquent surtout la dilatation des vaisseaux de la périphérie du corps, d'autres l'arrêt des combustions organiques, etc. Le problème est complexe, et il est plus facile d'avancer une théorie sur ce point que de la prouver.

Action sur la nutrition. — Sans parler des modifications que l'abus de l'alcool, longtemps prolongé, produit sur l'organisme, il y a lieu de se demander si l'alcool pris à doses modérées peut exercer rapidement une modification sur la nutrition en général et en particulier sur le poids du corps. Les observations faites tout dernièrement par le docteur Hammond sur lui-même répondent à cette question. D'abord il règle son alimentation et son hygiène de façon à conserver un poids constant. Alors, dans une première série d'expériences, et sans rien changer du reste à sa nourriture et à ses habitudes, il ajoute à son alimentation 50 grammes d'eau-de-vie, et il constate chaque jour une légère augmentation de son poids. Il y eut du malaise et de l'inaptitude au travail et à l'exercice.

Dans une deuxième série d'expériences, sa nourriture étant réglée de façon à entraîner chaque jour une légère diminution du poids du corps, il ajouta comme précédemment 50 grammes d'alcool à son alimentation, et la perte du poids se transforma en un bénéfice de peu d'importance. La santé fut excellente pendant toute la durée de cette seconde série d'expériences.

Enfin, ayant réglé son alimentation de manière à obtenir chaque jour une légère augmentation de son poids, il ajouta encore la même quantité d'alcool que précédemment. Il y eut un malaise très-prononcé, une céphalalgie très-marquée et cependant son poids continua d'augmenter.

Nous avons déjà fait remarquer précédemment

en parlant de ces expériences que le docteur Hammond ne boit jamais de liqueurs alcooliques.

Ces faits eussent été d'une explication difficile, lorsqu'on regardait l'alcool comme un composé particulier qui s'éliminait en nature ; aujourd'hui leur explication est tout entière dans ces mots dont nous avons établi plus haut l'exactitude : l'alcool est un aliment.

L'étude physiologique que nous venons de faire, si incomplète qu'elle soit, nous permet de conclure :

1° Que l'alcool est absorbé avec une très-grande facilité et qu'il est introduit en nature dans l'organisme.

2° Que tout l'alcool absorbé ne subit pas le même sort. Une partie est brûlée, une autre partie est éliminée sans avoir subi aucune transformation (alcool pur), ou n'ayant subi qu'une légère transformation (aldéhyde).

La proportion entre la quantité brûlée et la quantité éliminée en nature est subordonnée à la dose.

A doses modérées, la plus grande proportion de l'alcool est brûlée, et seulement une partie très-faible éliminée en nature.

A partir d'une certaine dose, variable suivant les circonstances, l'alcool s'accumule dans l'économie et la quantité de ce liquide qui est éliminée sous forme d'alcool pur ou d'aldéhyde augmente rapidement.

3° L'alcool qui est brûlé sert à former de la c ha
leur, et peut-être aussi à réparer les tissus.

4° L'alcool qui n'est pas brûlé se répand dans tout
l'organisme et agit directement sur les éléments ana-
tomiques.

5° Cette action directe varie suivant la quantité
d'alcool à l'état libre.

6° Elle s'exerce d'une manière particulière sur les
éléments du système nerveux.

En faible proportion, l'alcool libre dans l'économie produit une excitation du système nerveux.

A doses toxiques, il déprime le système nerveux
et conduit comme les anesthésiques, à l'abolition de
l'intelligence, de la motilité et de la sensibilité.

8° L'alcool, à doses alimentaires, modifie à peine
la température; à hautes doses, il l'abaisse nota-
blement.

De la médication par l'alcool au point de vue général.

L'alcool, comme du reste tous les médicaments, n'était autrefois employé que d'une manière empirique; on s'en servait parce que l'expérience, guidée le plus souvent par le hasard, en avait révélé l'utilité. Mais la médication par l'alcool devait, comme bien d'autres moyens de traitement, subir l'influence des doctrines. Celle de Brown lui fut très-favorable. Il était souvent question, pour le célèbre médecin anglais, d'exciter l'*incitabilité*, propriété particulière dont étaient douées toutes les parties de l'économie. C'était le règne de l'*asthénie*, et on lui opposait les excitants, parmi lesquels l'alcool entrait pour une large part.

Lorsque Broussais établit sa doctrine de l'*irritabilité*, posant en principe que « les irritants sont les seules causes morbifiques », la médication par les stimulants fut entièrement bannie, et en particulier l'alcool, « médicament diffusible, et l'un de ceux qui méritent le mieux le nom d'incendiaires » (Mérat et Delens.) Mais à côté de Broussais se tenaient des personnalités moins bruyantes, sur lesquelles il n'exerçait pas son empire, et les doctrines du Val-de-Grâce n'empêchèrent ni Laennec, ni Chomel de donner avec profit l'alcool à des sujets atteints de maladies inflammatoires. Toutefois ce n'étaient là que des exceptions, et d'une manière générale on peut dire que l'alcool était tombé dans un oubli presque complet au point de vue de la thérapeutique.

Ce fut un médecin anglais, Robert Bentley Todd, qui lui aussi, s'appuyant sur une théorie, mais avant tout sur les faits, démontra que la médication par l'alcool était d'une extrême utilité dans le traitement des maladies aiguës. Il s'attacha à cette idée et réussit si bien à attirer sur elle l'attention du monde savant, qu'aujourd'hui, en clinique, médication de Todd est synonyme de médication par l'alcool.

En France, la méthode de Todd était complétement inconnue de la plupart des médecins. Quelques-uns cependant avaient gardé la tradition des Laennec et des Chomel. M. Béhier, en particulier, a toujours donné des vins généreux à doses élevées, non-seulement dans la fièvre typhoïde, mais encore dans un grand nombre de maladies aiguës, lorsque existaient certaines indications sur lesquelles nous aurons l'occasion d'insister. C'est à M. Béhier qu'il appartenait d'importer en France les idées de Todd, de démontrer l'importance et l'utilité de la méthode, et de la vulgariser en traçant nettement les règles de son emploi.

M. Béhier s'est fait le défenseur et le propagateur de cette idée que Todd a longuement développée, qu'il s'agit bien moins, en clinique, de tel ou tel caractère d'une maladie qui serait sthénique ou asthénique, que du terrain sur lequel elle se développe et de l'importance qu'il y a de soutenir les forces du malade, afin de donner à son organisme la résistance nécessaire pour supporter la maladie. Du reste, nous ne croyons pouvoir mieux faire que de citer intégralement les conclusions auxquelles Todd est arrivé au point de vue thérapeutique et que M. le professeur Béhier a résumées de la façon suivante dans le *Dictionnaire encyclopédique*, page 603 :

« 1° L'idée si longtemps dominante dans les écoles, à savoir qu'une maladie aiguë peut être prévenue ou guérie par des moyens qui dépriment et réduisent les forces vitales et nerveuses, est tout à fait trompeuse.

« 2° Une maladie aiguë ne peut être guérie par l'influence directe d'aucune forme de médicament ou par aucun agent thérapeutique connu, sauf le cas où ceux-ci sont capables d'agir comme antidote ou de neutraliser un poison dont la présence dans l'économie produit la maladie (*materies morbi*).

« 3° La maladie guérit par une évolution naturelle, pour le développement complet de laquelle le pouvoir vital doit être soutenu. Les remèdes, soit sous forme de médicaments exerçant une action physiologique spéciale sur l'économie, soit sous toute autre forme, ne sont utiles qu'autant qu'ils peuvent exciter, assister ou provoquer cette évolution naturelle curative.

« 4° Le but du médecin (après avoir étudié soigneusement l'histoire clinique de la maladie et s'être rendu maître du diagnostic) doit être de rechercher minutieusement la nature intime de ces processus curateurs, — leur physiologie pour ainsi dire, — de découvrir les meilleurs moyens de les favoriser, de rechercher des antidotes pour les poisons morbides, et de déterminer les méthodes les meilleures et les plus convenables pour soutenir la force vitale » (1).

Le but que se propose Todd en donnant de l'alcool est donc, non pas d'affaiblir directement la maladie, mais bien de fortifier l'organisme, afin que la maladie ait moins de prise sur lui; et guidé par son instinct clinique, le promoteur de la médication par l'alcool accorde à ce médicament les propriétés que lui ont reconnues dans ces dernières années tous les expérimentateurs. Pour Todd, l'alcool agit comme stimulant et comme aliment. On se rappelle que ce sont les mêmes conclusions que la physiologie moderne nous a fait accepter.

Les élèves de Todd en Angleterre et en Amérique, ceux de Béhier en France, ont continué l'étude de la médication par l'alcool. La pratique du médecin anglais était peut-être exagérée; mais le contrôle s'est bientôt établi et a fourni déjà, pour un certain nombre de maladies, un ensemble d'indications et de contre-indications que l'on s'efforce chaque jour de préciser davantage. Béhier, Anstie,

---

(1) *Dictionnaire encyclopédique*, art. *Alcool*, p. 603.

Murchison, Lyons, Marvaud, etc., sont les auteurs qui ont le plus contribué à ce résultat.

Béhier, en 1861, a montré que dans la pneumonie l'alcool est indiqué principalement par l'adynamie, par l'ataxie ou bien encore par la violence même de la fièvre dans la forme nettement inflammatoire, et il a insisté d'une manière toute spéciale sur le mode d'administration de l'alcool, qu'il donne dilué et à doses fractionnées.

Anstie, Briuton, Beale, etc., donnèrent des doses moins fortes que Todd, et, comme Béhier, insistèrent sur le fractionnement des doses.

Murchison et Lyons ont noté, avec un grand soin de détails, les circonstances qui, dans le typhus et la fièvre typhoïde, réclament ou éloignent l'emploi des alcooliques.

Nous ne voulons pas compléter cette énumération; elle suffit pour montrer que si Todd a établi victorieusement l'utilité de la médication par l'alcool, il a laissé en grande partie à ses successeurs le soin d'en faire une étude détaillée, et, comme nous venons de dire, les progrès dans cette voie ont été rapides.

Cette médication, née d'hier, est une véritable révolution thérapeutique. Et pour montrer combien en peu de temps les idées peuvent changer, nous rappellerons que l'alcool, comme les autres médicaments excitants, était considéré par des thérapeutistes modernes comme capable de déterminer cet ensemble de modifications, que l'on est convenu d'appeler « fièvre inflammatoire éphémère », et qui est caractérisé « par un surcroît d'énergie dans l'impulsion du cœur et par la fréquence de ses battements, par l'augmentation de la chaleur de la peau, etc. » (1).

Il est aujourd'hui de notion vulgaire dans la pratique médicale que ce médicament, qu'on appelait autrefois incendiaire, diminue la fièvre et que c'est surtout chez les sujets atteints de fièvre, qu'il produit un abaissement plus considérable de la température. Toutefois, le dissentiment qui semble exister entre Trousseau et Pidoux et leurs successeurs, porte plus sur la vue théorique que sur les applications pratiques, et après avoir parlé des excitants comme capables de produire une sorte de fièvre, ils disent plus loin : « Nous n'hésiterions jamais à donner des excitants énergiques, si, en même temps que l'auscultation nous permettait de constater une péripneumonie fort étendue, nous voyions le pouls petit et faible, la respiration lente, la peau refroidie et les forces musculaires déprimées » (2). C'est qu'en effet, quelle que soit la théorie, le fait existe, et s'il est difficile d'expliquer parfois les bons résultats de telle ou telle médication, si parfois même la théorie est en opposition avec la pratique, cela importe peu au médecin, et le résultat d'une observation sévère n'en reste pas moins acquis à la science.

(1) Trousseau et Pidoux, *Traité de matière médicale et de thérapeutique*, t. XI, 7° édition, p. 706.
(2) *Ibid.*, *loc. cit.*, p. 886.

C'est surtout à cause de ses propriétés stimulantes que l'alcool est employé. Elles ne sont niées par personne, pas même par les ennemis de l'alcool, et c'est précisément, avons-nous dit, ce qui en faisait rejeter l'emploi par les partisans des doctrines de Broussais. C'est à cause de ces propriétés qu'aujourd'hui on l'emploie fréquemment. Toutefois, comme on le sait, Todd le regardait en outre, non sans quelque raison, comme un aliment d'une assimilation facile. Qelques auteurs ont voulu aller plus loin et sortir de ces généralités, et ils ont expliqué l'action excitante de l'alcool sur le système nerveux, parce que l'alcool nourrirait directement le système nerveux. Selon la remarque de Murchison, c'est là une explication fort ingénieuse, mais qui ne repose sur aucune preuve.

C'est principalement aussi à cause de ses propriétés stimulantes que le professeur Béhier emploie l'alcool; sans insister autant que Todd sur le rôle alimentaire de ce médicament dans la fièvre, il ne le nie pas, se séparant par là de Murchison qui pense que, dans les affections fébriles, l'alcool n'agit pas comme aliment, mais comme stimulant du système nerveux et des organes de la circulation, augmentant l'activité cardiaque, activant la circulation capillaire générale et cérébrale, arrêtant le délire, simple trouble fonctionnel du cerveau. Aussi pour cet auteur, c'est l'état du cœur et du pouls qui donne le plus souvent les indications et les contre-indications de l'alcool.

Enfin il est encore une indication générale de l'alcool qui n'avait pas échappé à Todd, sur laquelle Béhier a insisté, mais que semblent avoir oublié les élèves de Todd, c'est l'intensité de la fièvre, c'est l'élévation de la température. Il est vrai qu'alors le délire éclate (Hirtz), et avec lui tous les symptômes de l'ataxie, mais il n'est pas indifférent de choisir comme indication du médicament le chiffre élevé de la température ou les symptômes de l'ataxie, car dans le premier cas on peut agir avant la manifestation des accidents dus à l'élévation excessive de la chaleur du corps, tandis que dans le second on attend pour remédier au mal qu'il se soit déjà produit.

L'étude générale que nous venons de faire sur la médication par l'alcool, montre que ce médicament agit comme *stimulant*, comme *aliment* et comme *antipyrétique*. La suite de ce travail achèvera de prouver ces conclusions et les complétera.

Étudions maintenant les cas particuliers et les règles qui doivent présider à l'emploi de l'alcool.

Dans un premier chapitre il sera question de l'alcool employé comme topique, mais ce point présentant surtout un intérêt chirurgical ne sera qu'effleuré.

Dans des chapitres successifs nous rechercherons l'action et le mode d'emploi de l'alcool pris à l'intérieur dans les phlegmasies, dans les pyrexies, dans les intoxications et dans les cas fort nombreux où une maladie chronique produit la débilité, soit par un trouble diathésique de la nutrition, soit par le trouble fonctionnel de quelque organe important de l'économie.

Un chapitre spécial sera consacré au mode d'administration de ce médicament, et enfin nous terminerons ce travail en montrant ce que présente de spécial l'abus de l'alcool en thérapeutique.

De l'usage de l'alcool employé comme topique.

Arnauld de Villeneuve, Guy de Chauliac, Paracelse, Ambroise Paré, etc., Larrey dans les guerres du premier empire, ont employé fréquemment l'alcool dans le pansement des plaies. Nélaton, Chédevergne (1), Gaulejac (2), ont insisté sur la plus grande aptitude que l'alcool donnerait aux plaies pour se réunir par première intention. Chédevergne a insisté particulièrement sur la rareté de la phlébite après ce mode de pansement, et sur la moindre fréquence de l'infection purulente. Il cherche à expliquer ce dernier résultat par les modifications que l'alcool fait subir à la cellule purulente, mais il convient de l'attribuer soit à l'action antiputride qu'exerce sur la plaie l'alcool employé souvent alors à un haut degré de concentration, soit à l'absorption du médicament qui se fait à la surface de la plaie. Chédevergne a cité des faits d'ivresse consécutifs à ce mode de pansement, et Chaussier avait déjà observé le même phénomène après l'application sur une plaie de

(1) Chédevergne, *Bulletin de thérapeutique*, 1864.
(2) Gaulejac, Thèse de Paris, 1864.

compresses imbibées d'alcool. Il fait remarquer, à ce propos, que la vaporisation de l'alcool et sa pénétration dans les poumons étaient peut-être la cause de ces effets (1).

On l'a employé également contre les brûlures, et M. Béhier, dans son savant article du *Dictionnaire encyclopédique*, cite nombre d'auteurs du xvii° siècle qui en ont fait usage dans ces cas.

L'eau alcoolisée ou le vin aromatique sont entrés depuis longtemps dans la pratique pour le pansement des ulcères chroniques.

M. Ricord traite de même les ulcères syphilitiques; et, d'autre part, l'alcool et le vin sont fréquemment donnés en injection dans les cas d'inflammation chronique de la muqueuse de l'urèthre ou du vagin.

On l'a conseillé également dans les inflammations de la bouche, de la gorge, de la conjonctive, contre les contusions, les engelures, l'intertrigo, l'érysipèle. Nélaton (2) a montré qu'on pouvait prévenir le développement des furoncles en appliquant d'une manière continuelle, sur les points malades, des compresses imbibées d'alcool à 40°. C'est dans un même ordre d'idées qu'en 1776, André Cnöffel, cité par M. Béhier, faisait faire, dès le début de la variole, des lotions sur la face, avec un esprit-de-vin additionné de myrrhe. Ces lotions agissant *tanquam præsens remedium contra variolas faciei, ne tam fortiter*

____

(1) Trousseau, *Dictionnaire* en 30, art. *Alcool.*
(2) Nélaton, *Gazette des hôpitaux*, 1853, p. 387.

confluant, vel faciem dehonestent (Ephem. nat. cur., dec. I, an, IV et V, p. 48).

M. Béhier (1) rapporte un fait qu'il y a lieu de rapprocher des précédents. Il a observé un goutteux qui, à chaque attaque, au fort même de la fluxion articulaire, frictionne vigoureusement les articulations malades avec une brosse rude trempée dans l'alcool, et qui se trouve bien de cette pratique.

On l'a employé également contre la fissure à l'anus; Chapelle d'Angoulême (2) et Tournié (3) ont ainsi obtenu des guérisons. Trousseau a été moins heureux.

On a cherché également à obtenir la guérison des tumeurs par l'action locale de ce médicament. On s'en est servi fort anciennement contre le cancer de la bouche. Plater employait localement l'eau-de-vie contre toutes les tumeurs en général. M. Houzelot et Nélaton (4) l'ont préconisé contre les tumeurs synoviales du poignet et contre les bourses séreuses de la paume de la main. Brodie, et plus récemment M. Ibre (cités par Béhier), ont retiré de bons résultats de l'emploi local de l'alcool contre l'hypertrophie des mamelles. Enfin Lanzoni rapporte qu'il guérissait les tumeurs hémorrhoïdales par l'application de cataplasmes de feuilles de vigne imprégnées d'alcool.

On a injecté l'alcool dans la cavité de l'hydrocèle

(1) Béhier, *loc. cit.*, p. 594.
(2) Chapelle d'Angoulême, Académie de médecine, 1856.
(3) Tournié, *Union médicale*, 1864.
(4) Nélaton, *Journal de méd. et de chir. pratiques*, 1861.

vaginale, et Jobert de Lamballe(1) n'a pas craint d'a-
voir recours au même procédé dans un cas où l'abdomen était distendu par un épanchement. Il retira
d'abord huit onces de liquide et les remplaça par
une injection de même quantité, formée avec de
l'eau et une once et demie d'alcool. Après un quart
d'heure, il vida l'abdomen et en retira douze litres
de liquide. La malade guérit.

On l'a également opposé aux névralgies, et des
applications locales de compresses alcoolisées ont
souvent diminué les douleurs musculaires, les névralgies dentaires, etc.

Des frictions sont souvent faites avec de l'eau
alcoolisée afin d'exciter localement la circulation,
dans les paralysies, dans les atrophies, ou sur les
parois thoraciques chez les phthisiques. Ces derniers
moyens sont sans danger et il n'y a pas lieu de
les blâmer.

Très-concentré, l'alcool coagule le sang, et l'on a
pu utiliser cette propriété pour arrêter une hémorrhagie.

Nous nous bornerons à cette énumération incomplète de l'usage presque exclusivement chirurgical
de l'alcool.

(1) Jobert de Lamballe, *Gaz. des hôp.*, n° 73, p. 277.

De la médication par l'alcool dans
les phlegmasies.

Pneumonie. — C'est à coup sûr chez des malades atteints de pneumonie que la médication par l'alcool a été le plus largement expérimentée, et les faits observés par Todd, M. Béhier et leurs élèves, sont aujourd'hui fort nombreux.

Le traitement imaginé par Todd n'était pas absolument nouveau ; Laennec, Chomel, Frank donnaient parfois du vin à leurs pneumoniques ; mais ce qui était assurément nouveau, c'était la systématisation : pour le médecin anglais, l'indication de l'alcool à hautes doses existait dans la pneumonie, comme du reste dans toutes les affections aiguës, chaque fois qu'il y avait tendance à la dépression des forces. Et l'on sait que Todd reconnaissait à toutes les affections aiguës le pouvoir de déprimer les forces vitales, et qu'il trouvait fréquemment l'indication de son traitement. Todd eut à peine vanté les excellents résultats de sa méthode, que M. Béhier (1), dès 1861, l'appliqua sur un très-grand nombre de malades. Et en 1862, il avait déjà recueilli trente-six observations

(1) Conférences de clinique médicale faites à la Pitié en 1861-62.

de pneumonies traitées par la *potion de Todd*. Les résultats étaient des plus satisfaisants. Sur ces trente-six cas il y eut vingt-neuf guérisons.

Onze fois on observa cette forme grave où dominent les phénomènes ataxo-adynamiques, et sur ces onze cas, on eut onze guérisons. Il est à remarquer que ces symptômes d'ataxie et d'adynamie étaient liés, non pas à une intoxication alcoolique antérieure, mais bien à l'état de faiblesse des malades, dont quelques-uns étaient fort avancés en âge. L'un d'eux avait soixante-six ans, un autre soixante-huit, un troisième soixante-neuf ans et un quatrième soixante-dix-neuf ans. Malgré ces conditions si désavantageuses les onze malades, atteints de la forme la plus grave de la pneumonie, guérirent tous. C'est là une statistique tellement différente de celles qu'on avait l'habitude de recueillir lorsqu'on traitait uniformément tous les malades par la saignée et le tartre stibié, que, même en faisant la part du hasard qui aurait pu favoriser un premier essai, le doute n'était pas permis : la médication par l'alcool donnait plus de guérisons que les autres méthodes thérapeutiques.

Les 7 cas de mort observés dans la série de 36 malades atteints de pneumonie n'affaiblissent en rien la conclusion précédente. Chez 3 de ces malades la pneumonie était au troisième degré au moment de leur entrée à l'hôpital; 3 autres présentaient indépendamment de la pneumonie des lésions avancées de la phthisie, et chez le dernier la pneumonie se compliquait d'une bronchite intense et généralisée.

De tels résultats ne pouvaient manquer de fixer l'attention des cliniciens, et bientôt la médication par l'alcool passa dans la pratique.

Toutefois une question importante se posait : l'administration de l'alcool dans la pneumonie devait-elle être regardée comme une règle absolue, ou devait-elle être réservée pour lutter contre certains accidents? Dans ce cas quelles étaient les indications ?

Todd lui-même ne regarde pas l'administration de l'alcool comme essentielle dans la pneumonie, mais il ne semble pas croire que ce traitement puisse être nuisible, et selon lui il serait toujours un adjuvant de la cure. La statistique de M. Béhier vient confirmer la manière de voir de Todd, car dans les 29 pneumonies qui ont guéri il y avait des cas où il n'existait aucun symptôme d'adynamie, mais où l'on observait, au contraire, tous les signes de la forme simple et inflammatoire ; c'était chez des sujets âgés de 20 à 30 ans et non alcooliques.

L'examen des modifications observées chez ces malades après l'administration de la Potion de Todd nous montrera en détail l'utilité de l'alcool et nous servira ainsi à en déterminer les indications. Ces modifications ont été énoncées par Todd, par M. Béhier dans ses Conférences, par notre savant maître, M. Charcot (1), observant sur des vieillards à la Salpêtrière, etc. Mêmes résultats pour tous.

___

(1) Charcot, *Leçons cliniques sur les maladies des vieillards et les maladies chroniques.*

Sous l'influence de l'alcool, Todd a vu disparaître
le délire, le coma, et jamais il n'a vu survenir
le collapsus. « Comme Todd, dit M. Béhier, j'ai
vu l'alcool faire cesser le délire, faire tomber le pouls,
abaisser la respiration et déterminer souvent une
transpiration abondante, malgré laquelle les forces
se relevaient (1). » A ces conclusions, nous ajouterons les suivantes, empruntées à un travail fait
sous l'inspiration de M. Béhier par M. le docteur
Bidard (2), et dans lequel se trouve étudiée l'influence de l'alcool sur la température et le pouls
dans la pneumonie :

« Aussitôt ou presque immédiatement après l'administration de l'alcool, il se produit un abaissement
très-marqué de la température, du nombre des pulsations et souvent aussi du nombre des inspirations ;

« La défervescence est presque toujours très-ra-
p de ;

« La convalescence est à peu près nulle ;

« Le pouls suit à peu près parallèlement les varia-
tionsde la température. »

Disons ici que souvent, dans la pneumonie, le
délire et l'ataxie ont disparu pendant le traitement
par l'alcool, quand on avait employé inutilement
contre ces accidents le musc, l'opium, etc. De sorte
que l'observation nous montre que l'alcool agit

(1) Béhier, *Dict. encycl.*, p. 606.
(2) René Bidard, Thèse de Paris, 1868, p. 29.

plus spécialement contre les trois ordres suivants de symptômes : l'adynamie, l'ataxie et l'intensité de la fièvre mesurée par le chiffre de la température.

Ce sont là, en effet, les trois grandes indications de la médication par l'alcool dans la pneumonie.

Pour l'adynamie et l'ataxie, quand ces symptômes étaient bien prononcés, Laennec et Chomel n'hésitaient pas à donner du malaga, mais ils n'arrivaient pas ainsi aux doses généreuses de Todd, et surtout ils ne voyaient que rarement l'indication de ce traitement alors peu classique. Mais ils sont formels sur ce point, et Chomel insiste tout particulièrement sur l'amélioration que présentèrent ses malades après avoir pris quelques onces de malaga. Nous ne voyons là qu'une approbation anticipée de la médication par l'alcool.

Dans d'autres cas, la température sera très-élevée sans que pour cela on cesse d'avoir l'ensemble symptomatique de la pneumonie franche à forme nettement inflammatoire. La température élevée est par elle-même un danger, et d'ordinaire elle ne persiste pas longtemps sans s'accompagner de délire ; dans tous les cas la convalescence est plus longue. L'alcool nous donne le moyen de diminuer la fièvre, d'éviter le délire violent qui en serait la conséquence, ainsi que l'affaiblissement excessif du malade et la longueur de la convalescence : il y a donc là une indication bien nette. Les succès obtenus par M. Béhier chez des sujets de 20 à 30 ans, dans sa première série de malades ; les observations 2, 3 et 6 de la thèse de M. Bidard, pour ne parler que des travaux que nous avons déjà cités, sont probants sur ce point; la température dans ces cas baisse rapidement, il ne survient aucun accident, la guérison a lieu et la convalescence est moins longue. On nous objectera peut-être que ces malades auraient guéri par l'application d'un traitement différent, ou même par l'expectation pure et simple Le doute serait permis, mais nous nous contenterons de répondre qu'il n'est pas indifférent d'avoir pendant cinq ou sept jours une température de 39°, par exemple, au lieu d'une température de 40°, quand bien même, ce qui n'est pas, les diverses médications devraient amener encore la guérison. Car l'intensité de la fièvre donne la mesure des pertes de l'organisme, et par suite de l'état de faiblesse du malade après la défervescence, et de la longueur de la convalescence.

Ainsi donc l'alcool est indiqué aussi bien dans la pneumonie franche, lorsque la température est très-élevée, que dans les formes ataxo-adynamiques.

Quant à la pneumonie franche, dans laquelle on ne remarque l'exagération d'aucun symptôme, non plus que l'apparition d'aucun phénomène alarmant, dans la pneumonie la plus simple, en un mot, convient-il d'appliquer ce même mode de traitement? Nous ne voulons pas nous montrer plus partisans de l'alcool que les promoteurs de la méthode, et nous avons déjà dit précédemment que Todd lui-même ne regardait pas cette

médication comme indispensable dans toutes les
pneumonies; il ajoute, il est vrai, que la guérison
sera plus facile. M. Béhier, dans ses Leçons cliniques, aborde le même sujet et il ne pose pas non plus
en principe qu'on devra donner l'alcool dans ces
cas ; il dit qu'il y a là une question à résoudre et fait
voir que les résultats qu'il a obtenus dans sa série
de trente-six malades ne sont pas défavorables à la
médication par l'alcool. Depuis cette époque, aucun
travail contradictoire n'a été publié sur ce sujet, à
notre connaissance du moins, et les premières conclusions sont au moins incontestées. On a seulement
publié des cas de pneumonie franche, sans aucune
espèce de complications, qui ont été traités avec
succès par l'alcool, mais on n'a pas prouvé que c'é-
tait là la meilleure méthode de traitement.

Les indications dont nous avons parlé jusqu'ici
se rapportent à trois grands chefs : l'adynamie,
l'ataxie et l'intensité de la fièvre. Très-souvent
dans ces circonstances on observera une sécheresse
très-marquée de la peau. Il n'y a là aucune contre-
indication à l'emploi de l'alcool, comme le pense
Ed. Smith, car, selon la remarque du professeur
Béhier, l'alcool provoque habituellement dans ces
cas une transpiration assez abondante et qui s'accompagne d'un sentiment de bien-être. Les faits
observés par MM. Anstie et Gingeot plaident également dans ce sens.

Mais il est une autre indication sur laquelle l'accord est unanime; elle n'avait pas échappé à Chomel;

c'est l'alcoolisme chronique. Chez les ivrognes, en effet, la pneumonie revêt d'ordinaire une forme grave qui souvent se termine par la mort, et Chomel avait déjà noté que ces accidents disparaissaient facilement, dans bien des cas, sous l'influence du traitement par le vin. Et alors l'éminent clinicien n'applique plus la méthode avec parcimonie; il donne le vin largement, et il note de la manière la plus nette la relation qui existe entre l'administration du vin chez les ivrognes atteints de pneumonie et l'amélioration qui survient. L'expérience a complétement sanctionné l'enseignement de Chomel; les observations de Todd, de Béhier, etc., sont toutes confirmatives de cette opinion, à un tel point qu'ils ont eu grand soin de faire remarquer que leurs malades n'étaient pas alcooliques quand ils ont voulu prouver l'efficacité de l'alcool contre la forme ataxoadynamique. Aussi ne pensons-nous pas nécessaire d'insister plus longtemps sur cette particularité aujourd'hui classique.

Ce ne sont pas là les seuls cas dans lesquels l'alcool soit indiqué dans la pneumonie; ce n'est pas uniquement lorsqu'il s'agit de telle forme grave, ou bien lorsqu'on se trouve en présence de vieillards ou d'ivrognes, qu'il y a lieu de recourir à cette médication. Ces indications existent pendant toute la durée de la maladie ou du moins pendant la plus grande partie; il en est d'autres qui peuvent surgir à un moment donné et qui appartiennent à un groupe symptomatique à évolution rapide et parfois rapidement mortel ; nous voulons parler du collapsus, c'est-à-dire de ce cortége de symptômes alarmants qui se montrent chez les vieillards, chez les ivrognes, chez les gens affaiblis, au moment où s'opère une brusque dépression thermique, comme c'est le cas pour la défervescence dans la pneumonie. La maladie aura suivi un cours régulier, et malgré l'intensité des lésions locales, le grand âge du malade, on est arrivé sans encombre au sixième ou septième jour de la maladie. La température est à 39° ou 40° centigrades ; puis survient la défervescence. Alors « brusquement, dans l'espace de quelques heures, la scène change, la physionomie s'altère, les yeux sont excavés, les joues, le nez pâles et glacés. Les extrémités sont froides et cyanosées. Le corps est couvert de sueurs froides. Il y a une grande prostration des forces, parfois même du délire. L'impulsion du cœur est faible et irrégulière, les bruits paraissent sourds et éloignés ; le pouls est filiforme, tantôt accéléré, tantôt ralenti. La respiration rapide et profonde. » (Charcot.) (1).

Nous avons eu assez souvent l'occasion d'observer des faits de ce genre pendant notre internat chez notre savant maître, le professeur Charcot, et nous avons peut-être été moins frappé de la gravité des accidents, pourtant si redoutables, que de leur soudaineté et de leur brusquerie. Il est d'usage alors,

____

(1) Charcot, *Leçons cliniques sur les maladies des vieillards*, 2ᵉ édition. — Appendice sur la *Thermométrie*, leçons recueillies par A. Joffroy, interne du service.

dans le service de M. Charcot, de chercher immédiatement à ranimer le malade par une médication stimulante, et c'est plus particulièrement au rhum
chaud que l'on a recours. Parfois l'administration
du médicament fait bien vite disparaître les symptômes inquiétants, mais d'autres fois les accidents
s'aggravent quand même et la mort survient.

Ainsi, les accidents terribles du collapsus ont pour
caractère, lorsqu'ils surviennent à la fin de la pneumonie, au moment de la défervescence, d'évoluer
avec une très-grande rapidité, de sorte que, dans
l'espace de quelques heures, le malade sera mort ou
convalescent. On comprend donc de quelle importance il est pour le clinicien de connaître en détail
tous les caractères du collapsus et de trouver un
guide qui lui permettra d'établir, dès le début des
accidents, un pronostic assuré. C'est là un problème
difficile que M. Charcot a résolu, et nous pensons
qu'il y a lieu de rapporter ici la solution qu'il en a
donnée, car c'est ainsi qu'on pourra distinguer les
cas où la médication pourra réussir de ceux où elle
échouera presque à coup sûr.

Ne prenant d'abord que la température comme
signe distinctif, on peut diviser le collapsus en deux
classes fort distinctes : 1° le collapsus avec persistance ou augmentation de la température élevée ;
2° le collapsus avec diminution notable de la chaleur
centrale.

Dans le premier cas, c'est la mort qui survient.
« Si, dans le même temps où les phénomènes exté-

rieurs d'algidité se produisent, la température centrale se maintient à un taux élevé, ou même s'élève jusqu'au niveau des températures hyperpyrétiques, la mort est certaine. C'est déjà l'agonie qui commence. Bientôt le doute ne sera plus possible ; le pouls s'accélèrera encore, et le râle laryngo-trachéal ne tardera pas à paraître. » (Charcot) (1). Il est indispensable de bien connaître ces faits, car il est évident qu'alors la médication par l'alcool sera impuissante, ou si on l'emploie il faut savoir qu'elle échouera.

Dans le second cas, lorsque le collapsus s'accompagne d'une diminution de la chaleur centrale, les choses ne sont pas aussi nettes ; tantôt c'est la guérison qui survient, tantôt c'est la mort. Quelquefois le problème clinique est tellement difficile qu'on reste dans le doute pendant un assez long temps ; dans ces cas il ne faudra pas hésiter à recourir de suite à l'emploi de l'alcool à hautes doses. Mais quelles que soient les difficultés que l'on rencontre pour porter un pronostic précis, elles ne sont pas toujours insurmontables. C'est ici surtout qu'il faudra tenir compte de l'état de la circulation et de la respiration. « Si le collapsus, dit M. Charcot, n'est que l'exagération des symptômes ordinaires d'une défervescence rapide de bon aloi, en même temps que la température centrale s'abaisse, les mouvements de la respiration et les pulsations artérielles se

(1) Charcot, *loc. cit.*, p. 293.

ralentissent et se régularisent. Le pronostic est favorable en pareil cas, alors même qu'il serait survenu quelque symptôme inquiétant, tel qu'un délire intense.

« Si, au contraire, la température centrale s'abaissant, la fréquence du pouls et des mouvements respiratoires persistent ou même s'accroissent, la situation est des plus graves. Bientôt, quoi qu'on fasse, l'agonie va s'établir. Et tandis que tout à l'heure nous avons été conduits à porter un pronostic favorable, malgré l'apparition d'un délire violent, ici nous devons maintenir le pronostic le plus grave, alors même que la défervescence aurait produit chez le malade un sentiment de bien-être. » (Charcot.)

La médication stimulante, et en particulier celle par l'alcool à hautes doses, est indiquée, nous le répétons, par cet ensemble de symptômes graves qui constituent le collapsus. Mais il faut savoir reconnaître les cas dans lesquels la médication est absolument inutile, de ceux au contraire où elle peut décider de la terminaison de la crise. Les symptômes du collapsus sont dangereux par eux-mêmes, et leur intensité peut déterminer la mort chez un sujet trop affaibli pour y résister. On comprendra facilement qu'entre les deux classes de collapsus dont M. Charcot a tracé un tableau si frappant, il y a place pour des cas intermédiaires, que du reste il signale lui-même avec beaucoup de netteté. C'est dans ces cas tout particulièrement que se trouve indiquée la médication que nous étudions, car c'est là, nous ne pouvons trop insister sur ce point, qu'un traitement approprié peut changer l'issue de la maladie.

Nous venons de parler du collapsus terminal de la pneumonie ; mais il ne faudrait pas croire que cet ensemble de symptômes ne puisse se manifester qu'à cette époque de la maladie ; on peut l'observer pendant le cours, au début et même pendant toute la durée de la maladie, qui présente presque toujours alors une issue funeste.

Pendant le cours de la pneumonie, le collapsus ne survient que si quelque chose d'anormal a modifié le cours naturel de la maladie ; par exemple, sous l'influence de l'action trop accusée d'un médicament comme le tartre stibié ou la digitale, ou bien, comme nous en avons observé deux exemples pendant notre internat à la Salpétrière, lorsqu'il survient une péricardite. Souvent le collapsus apparaîtra après une diarrhée violente, etc. Toujours, dans ces circonstances, il y a lieu d'ordonner l'alcool ; il est inutile de dire que si le collapsus est imputable à une médication intempestive ou exagérée, on abandonnera de suite la médication incriminée.

Il faut savoir aussi que cet accident peut se montrer d'une manière transitoire au début de la pneumonie, et que chez les vieillards profondément débilités cet état de collapsus peut persister pendant toute la durée de l'affection. Ce sont ces cas qui ont été désignés par le professeur Charcot sous le nom de *pneu-*

monies algides. Les malades ressemblent à des cholé-
riques. La face est livide, les yeux excavés, le nez
effilé, la voix éteinte, les extrémités sont froides et
cyanosées, et la température ne dépasse guère
38° centigrades. (Charcot.)

Il est bien indiqué, par un pareil tableau, de recourir à la médication stimulante, mais il ne faut pas
se bercer d'illusions, dans ces cas les succès ne seront pas nombreux; la mort est la règle.

C'est surtout chez les vieillards qu'on rencontrera
les phénomèmes divers qui constituent le collapsus,
mais non pas exclusivement chez eux; ils surviennent
chez les sujets affaiblis, et ils sont particulièrement
frappants chez les convalescents et les alcooliques.
(Charcot.)

Après avoir parlé du traitement de la pneumonie
chez les adultes, puis chez les vieillards, il convient
de dire quels résultats la même médication a donnés
chez les enfants. Nous emprunterons la plupart des
détails relatifs à ce point à la bonne monographie
d'un élève du professeur Béhier, le docteur Gingeot (1).

Cette partie de la question n'avait pas encore été
traitée d'une manière particulière; cependant, en
Angleterre, l'usage de l'alcool existait déjà dans les
hôpitaux d'enfants, et l'on avait recueilli dans les
publications médicales quelques faits encourageants.

(1) Gingeot, *Essai sur l'emploi thérapeutique de l'alcool chez les enfants*, Thèse. Paris, 1867.

Todd cite des sujets encore jeunes qu'il a traités avec succès par sa méthode. Beale, cité par Gingeot, rapporte l'observation d'une jeune fille de quatorze ans atteinte d'un rhumatisme articulaire aigu généralisé, avec complication de pneumonie et de péricardite. L'état général était mauvais; on eut recours à la médication par l'alcool qui fut administré pendant onze jours à la dose de 10 onces par jour. La malade guérit. — A côté de ce fait, se trouve une observation du docteur Anstie, relative à un enfant de quatorze mois, également atteint de pneumonie et dont l'estomac se montrait rebelle à toute espèce d'aliments. On lui donna du portwine, les vomissements cessèrent : la dose était de 6 onces par jour, et elle fut continuée pendant douze jours.

Le docteur Mac Cormack (1) est également favorable à cette médication; quant à M. Graily Hewitt (2), il déclare que les avantages de l'alcool sont incontestablement supérieurs pendant la première et la seconde enfance à ceux que l'on retire de l'administration de ce médicament aux adultes.

Quelques médecins cependant ne paraissaient pas avoir retiré de l'alcool chez les enfants d'aussi bons résultats, et M. Chambers (3) dit positivement que la médication par l'alcool donne de bons résultats chez

(1) Mac-Cormack, *Stimulants to new-born Infants* (*The Lancet*, 1865).

(2) Grailly Herwitt, *Stimulants to young Children* (*The Lancet*, 1865).

(3) Chambers, *Clinical Lectures on the Treatment of Pneumonia* (*Lancet*, 1862).

les adultes, mais qu'il n'en est plus de même chez les enfants, et que l'emploi de l'acool produirait en particulier une durée plus grande de la maladie.

Ainsi, quand **M.** Gingeot commença ses recherches, la question de la médication par l'alcool dans les maladies aiguës des enfants était loin d'être réso-lue. Sans doute, en Angleterre, cette méthode était déjà appliquée largement et regardée comme excellente par un grand nombre de médecins ; mais en France, la méthode de Todd n'avait encore été appliquée que chez les adultes.

Les résultats obtenus par le docteur Gingeot sont des plus encourageants, et pour ne parler ici que de ce qui a trait à la pneumonie, disons que chez les enfants, comme chez les adultes l'alcool à hautes doses a produit la cessation du délire et de l'insomnie, le ralentissement du pouls et de la respiration, et l'abaissement de la température ; voici les conclusions du travail de M. Gingeot :

« 1° Le traitement alcoolique peut être appliqué aux enfants sans plus de danger qu'aux adultes et aux vieillards ;

« 2° L'alcool administré à doses fractionnées dans les maladies aiguës fébriles, paraît avoir la même action thérapeutique aux différents âges de la vie ;

« 3° Cette action est celle que M. le professeur Béhier a fait, le premier, connaître en France. » (Gingeot.)

(1) Gingeot, *loc. cit.*, p. 92.

Nous ne nous étendrons pas davantage sur ce qui se rapporte à la pneumonie des enfants. Les mêmes objections que l'on a faites à la médication par l'alcool dans la pneumonie des adultes ont été de nouveau faites à propos de l'administration de cet agent stimulant dans la pneumonie des enfants. Ces objections n'ont pas plus de valeur. L'alcool, dans la pneumonie, agit de même chez l'enfant et chez l'adulte; ses indications sont les mêmes.

Nous avons donné dans ce chapitre une certaine extension aux indications de la médication par l'alcool, aussi pensons-nous qu'il ne sera pas sans utilité de le résumer en quelques lignes.

A. La médication par l'alcool est indiquée dans la pneumonie des adultes :

1° Chaque fois qu'il se montre les symptômes graves de l'ataxie ou de l'adynamie ;

Ces symptômes, délire, coma, stupeur, etc., s'amendent rapidement sous l'influence de cette médication ;

2° Lorsque l'intensité de la fièvre mesurée par le chiffre de la température centrale est considérable;

3° Lorsque les sujets sont affaiblis par une maladie antérieure ou sont alcooliques.

4° Lorsque les indications précédentes n'existent pas, la médication par l'alcool peut être employée sans danger; mais il n'est pas prouvé que ce soit la meilleure méthode. Les arguments de Todd sur ce point ont une grande valeur, mais ils ne sont pas probants.

B. La médication par l'alcool est indiquée très-fréquemment dans la pneumonie des vieillards :

1° Par leur état de faiblesse antérieur ;

2° Par les symptômes graves de l'ataxie et de l'adynamie ;

3° Par le collapsus (qui peut se présenter en dehors de la vieillesse, et particulièrement chez les alcooliques).

C. La médication par l'alcool, dans la pneumonie des enfants, reçoit les mêmes indications que chez l'adulte, et donne les mêmes résultats.

Quant aux résultats généraux de l'application de la méthode de Todd dans la pneumonie, ils se trouvent appréciés par Grisolle (1) de la manière suivante : La mortalité n'aurait été que d'un *huitième* dans des cas où l'on employait uniquement la saignée et l'émétique (page 737), et il trouve que c'est là un résultat très-favorable. Il reconnaît cependant que dans les cas traités imprudemment par l'alcool, la mortalité n'a été que d'un *neuvième*. Mais c'est là une méthode qui est tellement opposée aux doctrines qui régnaient alors, que l'auteur du *Traité de la Pneumonie* ne peut se décider à reconnaître l'efficacité d'une méthode irrationnelle et réprouvée par la science (page 547). Il admet que si elle réussit en Angleterre, cela tient aux habitudes alcooliques des Anglais et à la différence de climat, et il n'hésite pas à dire que ce traitement ne doit pas être employé à

______

(1) Grisolle, *Traité de la pneumonie*, 2ᵉ édition.

Paris. Nous avons tenu à donner ici le résumé des opinions exprimées par Grisolle, afin de bien montrer que de difficultés il fallait vaincre pour faire accepter en France la médication par l'alcool.

Pleurésie. — Lanzoni (1) a raconté l'histoire d'un soldat atteint de pleurésie aiguë et dont la guérison se serait opérée du jour au lendemain sous l'influence de la médication alcoolique poussée à ses dernières limites. La pleurésie était caractérisée par un point de côté très-douloureux au niveau du mamelon gauche, de la toux, de la dyspnée et une fièvre violente. Le malade, ayant déjà été saigné deux fois et n'éprouvant aucune amélioration, but un litre d'esprit-de-vin. Il éprouva des symptômes très-accusés d'ivresse, eut des sueurs profuses et le lendemain était guéri.

M. Béhier en parlant de cette observation fait remarquer qu'il n'est pas prouvé que le malade fût réellement atteint de pleurésie. L'observation n'en est pas moins intéressante et nous avons cru devoir en donner le résumé. C'est tout ce que nous dirons ici de la pleurésie, car autant on s'est appliqué à déterminer les effets de l'alcool dans la pneumonie, autant cette étude a été négligée pour la pleurésie. Il y aurait là une lacune à combler et nous pensons que les sueurs copieuses qui, dans la pneumonie, dans le rhumatisme, etc., succèdent souvent à l'ad-

(1) Lanzoni, *De viribus aquæ vitæ, in Ephem. nat. cur.*, 1715, cent. II, an X, p. 223.

ministration de l'alcool, se produiraient également
dans la pleurésie, et ne seraient peut-être pas sans
effet sur la résorption de l'épanchement. M. Béhier
a vu, dans un cas de rhumatisme articulaire aigu,
un épanchement pleurétique double s'amender
promptement par l'emploi quotidien de 100 à
120 gram. d'alcool.

Fièvre traumatique. — Fièvres pyogéniques. — La
fièvre qui se développe à la suite des grandes opérations chirurgicales présente souvent une telle intensité qu'elle crée par cela même un véritable danger,
surtout quand l'opéré devra faire face à une suppuration de longue durée. Aussi l'attention des chirurgiens a-t-elle été attirée depuis longtemps sur ce
point particulier, et on a cherché par différents
moyens à diminuer et même à éviter la fièvre traumatique. L'expérience, dans ces cas, a sanctionné
l'usage de l'alcool, et l'on voit journellement dans les
hôpitaux donner aux malades, après les grandes
opérations, des vins généreux ou du rhum. Ce que
nous avons dit de l'action physiologique de l'alcool
nous fait prévoir ce qui se passe dans ces circonstances. L'alcool agit en diminuant la température,
c'est-à-dire la fièvre. C'est un fait qu'un grand nombre de chirurgiens français voient chaque jour dans
la pratique hospitalière, et qui se trouve confirmé
par l'observation des médecins étrangers (Anstie,
Binz et Socin). Mais est-ce là tout le profit que l'on
peut retirer de la médication par l'alcool à la suite
des opérations chirurgicales? L'alcool agit-il dans

les cas d'infection purulente? La question étant po-
sée en ces termes, nous croyons pouvoir répondre
par la négative. Velpeau l'a employé sans succès et
les autres chirurgiens n'ont pas été plus heureux que
lui, et l'alcool n'a pas donné de meilleurs résultats
que les autres médicaments qu'on a opposés à cette
cause terrible des insuccès chirurgicaux.

C'est encore inutilement qu'on a opposé l'alcool à l'infection purulente des femmes en couches.
Mais est-ce bien dans ces termes que la question doit
se poser? Nous ne le pensons pas. Il est bien prouvé
que l'infection purulente et la fièvre puerpérale sont
au-dessus des ressources de l'art, lorsque la maladie
est déclarée. Mais n'est-il pas possible de prévenir,
au moins dans quelques cas, l'éclosion de cette maladie? L'alcool, en d'autres termes, ne pourrait-il pas,
quelquefois au moins, agir comme médicament pré-
ventif? Certaines observations cliniques peuvent être
interprétées dans ce sens. Nous citerons comme
exemple un fait rapporté par le professeur Béhier,
et dans lequel il y a eu guérison quoique les accidents
eussent été assez graves pour autoriser un pronostic
fatal. Il s'agit dans ce cas d'une femme qui fut prise
de violents frissons, avec claquements de dents, le
troisième jour après l'accouchement. On administra
en vain le sulfate de quinine jusqu'au quatorzième
jour. Ce fut alors, la malade étant dans un état complétement désespéré, qu'on administra l'alcool à
haute dose. A partir de ce moment, les frissons qui
se répétaient fréquemment disparurent, la malade

ne ressentit plus que quelques horripilations, et au bout de quelques jours un vaste phlegmon s'ouvrait dans le rectum. La guérison survint.

Cette observation n'a pas besoin de commentaires; on connaît toute la gravité des vastes phlegmons péri-utérins s'ouvrant dans le rectum, et si l'on songe à l'état misérable de la malade quelques jours seulement avant l'ouverture de cette grande collection purulente, on ne peut que s'étonner de ne voir la guérison entravée par aucun accident. La résorption purulente, la fièvre putride n'ont peut-être été évitées que grâce à la médication par l'alcool.

Nous sommes loin de vouloir conclure de ce fait à une généralisation et de penser que l'administration de l'alcool serait une barrière infranchissable que l'on pourrait opposer à la fièvre puerpérale et à l'infection purulente, mais il ne nous répugne nullement de croire que si ce n'est pas une barrière infranchissable, c'est un obstacle, et que, si faible qu'il soit, parfois il peut être utile. Et si l'on veut nous permettre de sortir du domaine de la clinique, nous rapporterons ici un fait expérimental qui a quelque rapport avec la question que nous traitons. M. Bouvier (1), ayant narcotisé des animaux par l'alcool, a observé que chez eux l'injection de matières putrides dans les vaisseaux déterminait moins de fièvre que chez les animaux non intoxiqués par l'alcool.

Nous n'ajouterons plus qu'un mot, c'est qu'il est

(1) Cuny Bouvier (de Bonn), *Centralblatt*, 1871.

des cas où l'on peut hésiter pour le diagnostic, entre la fièvre qui accompagne la production du pus et la fièvre qui succède à sa résorption; il va sans dire que dans le doute il faut avoir recours très-largement à la médication alcoolique.

Ce que nous avons dit des accidents graves de la puerpéralité, considérés en général, trouve aussi son application dans ces cas particuliers où se manifestent des lésions articulaires d'un pronostic variable et qui rentrent dans ce groupe pathologique auquel notre maître, le professeur Lorain, a donné le nom de *rhumatisme génital*.

A la suite de l'accouchement, on peut voir se développer des formes relativement peu sérieuses de ces arthropathies; mais d'autres fois les articulations du carpe, des doigts, du poignet, etc., se gonflent, deviennent rouges, tendues, douloureuses ; en même temps les gaînes tendineuses s'enflamment et se distendent, et il se forme du pus dans les jointures et dans les gaînes des tendons. L'état général est mauvais, il y a de la fièvre, des frissons, etc., et souvent la mort survient. Il y a donc pour ces arthropathies, comme pour les inflammations localisées péri-utérines, une série de faits dont la gravité est croissante, et pour lesquels il y a lieu de poser les mêmes indications thérapeutiques générales.

Il faudra donc donner de l'alcool dès qu'on soupçonnera, ou pour mieux dire, dès que l'on craindra que l'arthrite ne devienne purulente. Dans les cas extrêmes, la mort surviendra presque fatalement.

Bronchite. Angine, etc. — Dans la maladie vulgaire que l'on désigne sous le nom de rhume et qui, suivant les cas et leur plus ou moins d'intensité, peut envahir ensemble ou séparément les muqueuses des fosses nasales, du pharynx, du larynx, de la trachée et des grosses bronches, la médication par l'alcool peut, si elle est employée dès le début, arrêter les accidents et juguler la maladie.

Laënnec n'a pas craint de s'abaisser en décrivant dans son style à la fois si simple et si attrayant cette médication populaire ; nous ne pouvons mieux faire que de le citer textuellement :

« Il est une autre méthode également populaire et connue de temps immémorial, quoique les médecins s'en soient peu occupés, peut-être à cause des inconvénients qu'elle semble devoir faire craindre ; c'est l'usage des spiritueux. Le vin chaud, l'eau-de-vie brûlée, le punch, sont les moyens communément employés. Ce traitement est tout à fait héroïque dans un grand nombre de cas. On voit souvent un rhume, qui paraissait devoir être fort intense, arrêté ainsi tout à coup dans l'espace d'une seule nuit. La crainte de changer le rhume en péripneumonie est sans doute ce qui empêche les praticiens de faire un usage habituel de cette méthode. J'avoue que j'ai eu moi-même cette crainte, mais je n'ai rien vu qui puisse la justifier ; et, en conséquence, j'emploie aujourd'hui les spiritueux toutes les fois qu'il n'existe pas de contre-indications évidentes, comme serait une inflammation bien marquée de l'estomac ou des intestins, une constitution éminemment sanguine, ou trop irritable pour les boissons alcooliques, ou une affection catarrhale assez violente pour faire craindre qu'ils n'amènent la péripneumonie ou le croup.

« Je fais prendre communément au malade, au moment où il se couche, une once ou une once et demie de bonne eau-de-vie, étendue dans le double d'une infusion très-chaude de violette, édulcorée avec suffisante quantité de sirop de guimauve.

« L'administration de ce médicament est ordinairement suivie, vers le matin, d'une sueur assez abondante ; mais souvent le rhume est guéri dès le premier jour sans que la sueur ait lieu. S'il ne l'est pas entièrement, on continue plusieurs jours de suite.

« C'est surtout au début des rhumes que cette méthode est héroïque : elle est beaucoup moins efficace dès que l'expectoration grasse a commencé (1). »

On vient de voir que Laennec n'a pas dédaigné d'étudier minutieusement la méthode populaire de soigner le rhume par le punch chaud ; il a commencé cette étude avec une certaine prévention et l'expérience seule l'a dissipée. Il nous donne tous ces détails ; aussi n'est-ce pas sans étonnement qu'on apprendra que son annotateur, Mériadec Laennec, a cru devoir placer une note pour dissuader le lecteur d'attacher trop de confiance à une méthode aussi contraire aux doctrines du jour et pour recommander l'emploi du sirop d'opium au lieu des spiritueux.

(1) Laennec, *Traité de l'auscultation*, 4ᵉ édition, 1837, p. 176.

C'est en vain que dans la plupart des travaux modernes relatifs à la bronchite, on chercherait l'indication de ce traitement; presque nulle part il n'en est fait mention.

Toutefois, dans Todd, on trouve plusieurs observations de bronchites aiguës traitées avec succès par l'alcool.

C'est encore dans Laennec que l'on trouve la meilleure et la plus complète indication de l'emploi de l'alcool dans le catarrhe muqueux chronique. Cette médication se trouve indiquée dans les cas où l'ancienneté de la maladie, l'âge et la débilité du sujet sont très-marqués. « Les spiritueux, et particulièrement le punch, réussissent quelquefois parfaitement dans les mêmes circonstances ; mais il faut en continuer l'usage beaucoup plus longtemps que dans le catarrhe aigu (1). »

On trouvera plus loin les indications de l'emploi de l'alcool dans la bronchite capillaire (voir p. 130). Mais avant de terminer ce paragraphe, il convient d'indiquer l'emploi de l'alcool dans la gangrène du poumon et en particulier dans la forme curable étudiée par M. Briquet. D'une manière générale l'état d'adynamie qui accompagne la gangrène quel que soit son siége (poumons, bouche, vulve, etc.), est une indication bien nette de la médication par l'alcool.

Rhumatisme articulaire aigu. — Dans le rhumatisme articulaire aigu, l'expérimentation de la mé-

____

(1) Laennec, *loc. cit.*, p. 130.

thode de Todd n'a pas été faite d'une manière méthodique comme dans la pneumonie, et c'est à peine
si l'on trouve çà et là quelques publications relatives
à ce sujet et provenant presque toutes du service de
M. Béhier. Toutefois il faut dire que déjà Stokes avait
publié des cas de guérison par l'emploi de l'alcool.

Dans son article du *Dictionnaire encyclopédique*
M. Behier (1864), ne parle que de cinq cas (1). Dans
l'un, l'alcool ne fit rien ; dans un autre, l'alcool
calma rapidement les douleurs ; dans un troisième
cas, où il existait un épanchement pleurétique double, l'amélioration fut rapide ; mais ce sont les derniers faits qu'il nous reste à rapporter qui sont de
beaucoup les plus intéressants. Chez ces deux malades, il existait des complications cardiaques, peri-
cardite dans un cas, endocardite dans l'autre, et en
même temps il y avait un délire assez intense qui
avait résisté au musc et à l'opium et qui céda immédiatement à l'emploi de l'alcool.

Des faits non moins probants de l'utilité des spiritueux dans le cours du rhumatisme articulaire aigu
ont été publiés depuis cette époque ; nous ne mentionnerons ici que ceux qui se trouvent à la fin de
a thèse du docteur Bidard (2) et où l'on voit que la
coexistence d'une endocardite n'est nullement une
contre-indication et n'empêche pas une amélioration
rapide de se produire.

(1) Béhier, *Dict. encyclop.*, art. *Alcool*, p. 608.
(2) René Bidard, *De l'influence de l'alcool sur la température et le
pouls dans la pneumonie.* Thèse de Paris, 1868.

A l'hôpital du Val-de-Grâce, M. Marvaud (1) nous paraît avoir opposé systématiquement l'alcool au rhumatisme articulaire aigu, et il en a obtenu la cessation des douleurs, la disparition du délire, une diminution considérable de la fréquence du pouls et une chute assez rapide de la chaleur fébrile du quatrième au onzième jour de la maladie.

Mais dans quatre cas compliqués d'endocardite grave, M. Marvaud n'a pas osé employer cette médication.

De même que dans la pneumonie où souvent l'amélioration se produit après une diaphorèse abondante, dans le rhumatisme articulaire aigu les douleurs disparaissent après des sueurs profuses.

Les indications de la méthode de Todd, appliquée au traitement du rhumatisme, sont donc l'adynamie, l'intensité de la fièvre et l'acuité des douleurs.

Les complications cardiaques ne constituent pas une contre-indication suffisante (Béhier), à moins que leur gravité ne soit excessive (Marvaud).

(1) Marvaud, *loc. cit.*, p. 481.

De la médication par l'alcool dans les pyrexies et les maladies infectieuses.

Typhus. — Depuis longtemps les Anglais ont employé le vin et les spiritueux dans le traitement du typhus, comme le prouve le travail de Carmichael Smith (1) qui, d'après des observations faites en 1780, établit l'utilité et les avantages du vin à toutes les périodes du typhus. Plus récemment, Graves, Stokes (2), Corrigan (3), etc., ont insisté sur le même point; mais c'est dans des publications plus récentes que l'on trouve étudiées d'une manière très-minutieuse les indications et les contre-indications de l'alcool dans le typhus. C'est plus particulièrement aux travaux de Lyons (4) et de Murchison (5) que la science est redevable de connaissances très-.précieuses.

(1) Carmichael Smith, *Description of the jail distemper among the prisoners of Winchester in* 1780. London, 1798.

(2) Stokes, *Researches on the state of the heart, and the use of wine in typhus fever* (*The Dublin Journal of medical science*, 1839).

(3) Corrigan, *Lectures on the nature and treatment of fever.* Dublin, 1853, lect. VI.

(4) Lyons, *A Treatise on fever.* London, 1861.

(5) Murchison, *A Treatise on the continued fevers of Great Britain.* London, 1862.

On sait que dans la forme régulière du typhus on distingue deux périodes différentes qui correspondent au premier et au second septenaire. C'est dans cette dernière période de la maladie que se développent les symptômes les plus graves de l'adynamie ou du collapsus contre lesquels la médication stimulante est plus particulièrement dirigée ; mais il faut bien savoir que ces indications peuvent se montrer beaucoup plus tôt, et qu'en temps d'épidémie en particulier on voit souvent apparaître tous ces symptômes alarmants dès le troisième ou le quatrième jour, et la mort survient même avant que l'éruption se soit manifestée. « Lorsque le cas est aussi grave, dit M. Charcot, à la suite du frisson initial, paraissent les symptômes suivants : la face est pâle ou livide ; les extrémités sont froides ; la respiration est difficile, irrégulière ; il y a une anxiété extrême, l'abattement des forces est porté à son comble ; le pouls est fréquent, petit, serré, inégal ; bientôt il devient formicant, presque insensible... » (Charcot) (1). Nous avons cru devoir faire cette citation, parce que la description qu'elle renferme est absolument celle que nous faisions précédemment en décrivant le collapsus dans la pneumonie. Les indications thérapeutiques sont également les mêmes et tous les médecins anglais sont d'accord sur ce point, qu'il faut recourir dans ces cas à l'alcool et aux vins généreux. Mais en dehors de ces cas exceptionnellement graves

____

(1) Charcot, *Eléments de pathologie médicale de Requin* (*Pyrexies,* p. 77).

qui ne se présentent guère qu'en temps d'épidémie, on ne doit pas recourir aux boissons spiritueuses avant le deuxième septenaire.

Tous les auteurs à peu près sont unanimes sur ce point, et Lyons revient à cette indication avec insistance. Le docteur George Buchanan (1) dit aussi qu'on a rarement l'occasion d'administrer l'alcool avant que l'éruption ne se soit manifestée, mais qu'il devient nécessaire dans le deuxième et dans le troisième stade de la maladie, c'est-à-dire au moment où l'on approche de la crise.

Mais ce n'est pas à ces indications générales que se bornent les connaissances cliniques sur ce point, et Stokes, Graves, Lyons, Murchison, Todd, Buchanan, etc., se sont attachés à indiquer d'une part les catégories de malades, d'autre part les accidents particuliers justiciables de la médication alcoolique.

L'alcool se trouve indiqué par cela même que la maladie se développe chez un vieillard, chez un ivrogne ou chez un sujet déjà affaibli au moment de l'invasion du typhus, et cette seule circonstance suffit pour justifier l'emploi précoce des spiritueux. On doit, par cette médication, prévenir les accidents de l'adynamie et non pas les attendre. Il vaut mieux, dit Lyons, courir la chance d'employer inutilement les stimulants que de laisser la prostration s'établir et faire des progrès.

Mais c'est surtout sur les indications tirées de

(1) George Buchanan, art. *Typhus : System of medicine edited by Reynolds*, t. I, p. 553 et suivantes, 1866.

l'examen du malade et de la marche de la maladie qu'ont insisté les auteurs anglais.

Pour Stokes, Murchison, Lyons, etc., ce sont les organes de la circulation qui souvent donnent les meilleures indications.

La mollesse, la compressibilité du pouls, surtout son irrégularité et sa faiblesse sont de plus grande valeur que sa rapidité.

Un pouls exceptionnellement lent indique l'usage de l'alcool bien plus qu'un pouls rapide.

Et pour Murchison, pour Graves, etc., il est de la plus grande nécessité d'observer les modifications survenues sous l'influence de la médication pour savoir s'il convient de la continuer. Ainsi, lorsqu'un pouls déjà fréquent s'accélère encore sous l'influence des boissons alcooliques, il faudra supprimer le vin ou l'alcool; si au contraire le nombre des pulsations diminue, on a la preuve que les spiritueux conviennent, et alors il faut continuer leur usage et même souvent augmenter la dose.

Mais c'est le cœur bien plus que le pouls qu'il convient d'interroger, et comme disait Prus en parlant de la pneumonie des vieillards : c'est au cœur qu'il faut tâter le pouls. Non-seulement on connaît ainsi le nombre des pulsations, mais par l'intensité des bruits du cœur et les modifications qu'ils subissent, on a en quelque sorte la mesure du degré de gravité de la maladie et du degré de prostration du malade.

Parfois les bruits du cœur seront normaux, le cœur

battra avec une énergie normale et il n'y aura pas
de ralentissement des pulsations ; alors il sera inutile
de donner l'alcool. Mais quand le premier bruit devient sourd ou même vient à manquer, il faut, sans
perdre de temps, donner l'alcool libéralement. L'auscultation du cœur fournira parfois seule cette indication, car les accidents généraux n'auront pas
encore révélé la gravité de la situation, et l'examen
du pouls n'indiquera pas cette modification du premier bruit cardiaque.

Dans d'autres cas, on observe un affaiblissement
bien plus marqué encore des pulsations cardiaques.
Stokes a insisté sur ce fait, il a noté que l'impulsion
pouvait être à peine perceptible, et il a comparé les
bruits à ceux du cœur d'un fœtus. Il y a alors tendance à la syncope, c'est une indication formelle de
recourir à l'alcool.

Murchison regarde également comme une indication des stimulants l'abondance des pétéchies et
l'exagération des symptômes typhiques.

Le délire n'est pas pour ces auteurs une indication
aussi pressante que les précédentes, et ce n'est pas
sur son existence que se fondent les médecins anglais
pour accepter le traitement par l'alcool. Il faut, dans
ces cas, consulter l'état du pouls et se conduire
comme on l'a vu plus haut ; et si le délire augmente,
on supprime l'alcool. Il est inutile de dire qu'il n'est
question ici que du délire nerveux, et tout le monde
est d'accord pour rejeter l'emploi de l'alcool dans les
cas où il y aurait une inflammation cérébrale. Et

même parmi les différentes formes de délire nerveux, Murchison signale le *delirium ferox* ne se rattachant pas à une inflammation cérébrale, comme une circonstance où l'alcool est plutôt nuisible qu'utile.

La congestion des yeux, de la face, la sécheresse de la peau, de la langue, la diminution de l'urine, sa suppression paraissent au même auteur être des contre-indications à l'emploi des spiritueux.

Mais il ne faudrait pas prendre à la lettre toutes ces contre-indications, et Graves, dont l'opinion se rapproche cependant beaucoup de celle de Murchison, s'est souvent bien trouvé de prescrire le vin à une période avancée du typhus, quoique la langue fût sèche, de la couleur du vieil acajou, ou bien couverte de fuliginosités, à ce point que le malade pouvait à peine la sortir de la bouche. Avec cet état de la langue, dit-il, le vin et le porter en petite quantité semblent, en général, être plus convenables que l'opium.

Nous pourrions, à propos de la sécheresse de la peau, montrer que ce n'est pas là non plus un signe absolu.

La prostration des forces, le collapsus, la tendance à la syncope, la faiblesse du cœur, le ralentissement du pouls fournissent donc aux médecins anglais des notions bien plus importantes que l'état de la langue, de la peau, et même que le délire.

Quand il existe une complication, telle qu'elle soit (érysipèle, bronchite, pneumonie hypostatique, gangrène, pyohémie), il y a généralement lieu d'appliquer largement le traitement par les boissons alcooliques.

On voit avec quels détails d'une observation minitieuse s'est faite l'étude de la médication par l'alcool dans le typhus ; il n'en faudrait pas conclure que les médecins qui ont consacré un si long temps à cette étude se soient crus autorisés à poser des règles fixes et à prescrire ou à défendre le médicament d'une manière formelle dans tel cas pris en particulier. Bien loin de là, cette médication exige une surveillance de chaque jour d'après Graves ; et Lyons dit aussi qu'il faut apporter dans ce traitement beaucoup de prudence et d'habileté. Plus d'une fois le médecin le plus sérieux ne pourra juger que par le résultat de la valeur du traitement.

Fièvre typhoïde. — C'est encore chez les Anglais que nous trouvons le plus de renseignements relatifs à l'étude de la médication par les stimulants, et en particulier par l'alcool, dans la fièvre typhoïde ; et les mêmes auteurs qui ont étudié l'emploi de ce médicament dans le typhus nous donneront encore ici le plus d'indications. Mais nous pouvons remarquer de suite qu'ils se sont étendus moins complaisamment sur le traitement par l'alcool à propos de la fièvre typhoïde qu'à propos du typhus, et qu'ils ne semblent pas dans le premier cas y attacher autant d'importance que dans le second.

D'un autre côté, on voit en France les médecins du commencement du siècle employer dans certaines formes de fièvre typhoïde des vins généreux, et vanter les bons effets qu'ils retirent de cette pratique.

Mais tandis que c'est à peine si l'on trouve l'emploi du vin indiqué dans les ouvrages de Petit et Serres, et de Pinel, Chomel dans sa Clinique médicale, en 1834, lui consacre un passage assez étendu : « Le vin, dit-il, qui est à la fois pour les malades un remède énergique et un aliment précieux, est d'un grand secours dans le traitement de la fièvre typhoïde adynamique. Mais il ne convient pas également dans tous les cas; s'il existe du délire ou des signes évidents de congestion sanguine vers la tête, on doit renoncer à l'emploi de ce moyen dont l'effet serait d'aggraver presque infailliblement ces accidents. Dans les autres cas, le vin sera généralement utile » (1).

M. Béhier, Trousseau, Monneret (2), Stokes, Bricheteau ont été plus loin que Chomel, et donnèrent du vin à fortes doses dans la plupart des fièvres typhoïdes, dès le début des accidents. Les effets qu'ils obtenaient parurent d'autant plus satisfaisants qu'on pouvait les comparer avec ceux que fournissaient chaque jour les malades traités par la méthode spoliatrice.

Plus tard, Todd employa contre la fièvre typhoïde le traitement qu'il opposait avec succès à la pneumonie, et obtint également des guérisons. Ici, ce n'est plus de vin qu'il s'agit, même à la dose d'un demi à

(1) Chomel, *Clinique médicale*, t. I, p. 487, 1834.
(2) Monneret, *Revue médico-chirurgicale*, 1862, t. X, p. 485.

un litre par jour, mais d'eau-de-vie administrée également dès le début et portée rapidement jusqu'à la dose de dix onces et plus par vingt-quatre heures.

Dans les deux cas, on emploie des boissons alcooliques dès le début, mais la différence des doses est telle qu'on peut dire qu'il y a là deux méthodes différentes. Il convenait de les examiner toutes deux.

M. Béhier rapporte, dans le *Dictionnaire encyclopédique*, qu'il a appliqué à cinq malades le traitement par l'alcool, suivant la méthode de Todd, et il dit formellement qu'il n'en a retiré aucun bon effet. Il est vrai qu'il s'agissait de formes très-graves, et que déjà la maladie était ancienne quand on commença à donner de l'alcool. D'autres auteurs, cependant, affirment qu'ils ont, comme Todd, retiré d'excellents résultats de l'emploi des alcooliques dans la dothiénenterie, et M. Marvaud, en particulier, affirme que les recherches faites par lui au Val-de-Grâce l'ont confirmé dans l'opinion que l'eau-de-vie est d'une grande utilité dans le traitement de la fièvre typhoïde. Les cas graves où domine l'adynamie seraient ceux dans lesquels le médicament paraît appelé à rendre le plus de services. Ainsi, la dépression considérable des forces, la stupeur pour ainsi dire exagérée, l'engouement pulmonaire, etc., seraient les symptômes généraux qui indiqueraient l'utilité de la médication par les spiritueux.

Le pouls avec les modifications spéciales qu'il présente dans cette maladie devient aussi un bon conseiller, en donnant en quelque sorte la mesure de la gravité de l'affection. Ainsi le dicrotisme plus accusé, indice d'une prostration plus grande des forces, marquerait, par son intensité même, l'indication plus pressante de l'alcool.

Il est certain que l'administration de ce médicament a pour conséquence de modifier rapidement les caractères du pouls, et que le dicrotisme diminue tout d'abord; l'on trouve, en effet, dans l'ouvrage de M. Marvaud des tracés qui montrent avec quelle rapidité on peut ainsi obtenir ces modifications. Mais ce qu'il est beaucoup plus important de noter, c'est que, dans le même temps, les symptômes de l'adynamie s'atténuent et que l'on compte ainsi des guérisons dans des cas où la terminaison fatale était à craindre.

D'après le même auteur, le délire serait aussi calmé par l'administration de l'alcool. Qu'il s'agisse du délire survenant au cours des maladies aiguës chez les sujets depuis longtemps adonnés aux boissons alcooliques, ou du délire nerveux qui survient chez les sujets sobres sous l'influence des troubles de la circulation cérébrale déterminés par la fièvre typhoïde, le résultat serait le même.

Enfin, ayant constaté que la fièvre devenait moins vive par l'emploi de l'alcool, M. Marvaud regarde l'élévation considérable de la température comme une indication de donner l'eau-de-vie.

Tous ces faits se trouvent réunis dans la thèse de M. Autellet (1) qui rapporte en détail les observations

(1) Autellet, Thèse de Paris, 1871.

de quinze malades traités par les spiritueux. Nous nous contenterons d'extraire des conclusions de l'auteur le passage suivant : «..... La température dépasse rarement 39°5, le plus souvent elle est au-dessous de 39°. Ce fastigium, au lieu de se reproduire tous les jours, n'apparaît que tous les deux ou trois jours, pour faire place à une dépression notable de la chaleur anormale. Nous voyons même que, dans les deux cas de mort, la température comparativement peu élevée n'a pas causé la mort, ce qu'ont montré les autopsies... » (1). Si nous avons fait cette citation, c'est qu'il ne nous semble pas qu'on puisse admettre comme règle générale que dans la fièvre typhoïde l'alcool empêchera toujours la température centrale de s'élever à plus de 39°,5. Et d'autre part, nous ne pouvons consentir à regarder comme un progrès un semblable résultat quand la maladie a d'ailleurs une issue fatale.

En résumé, dans la fièvre typhoïde, les indications de l'emploi de l'alcool, d'après les recherches de M. Marvaud, sont les suivantes : en première ligne l'adynamie, révélée et pour ainsi dire mesurée par l'intensité du dicrotisme, puis le délire et l'exagération de la fièvre.

Les médecins anglais, Graves, Lyons, Murchison etc., n'ont pas généralisé de la sorte leurs indications et dans la fièvre typhoïde comme dans le typhus, ce qui les déterminera à employer l'alcool sera bien

---

(1) Autellet, *loc. cit.*, p. 45.

moins la considération de l'adynamie, ensemble symptomatique variable, que celle des résultats fournis
par l'examen des organes séparés, tels que le cœur,
la langue, etc.

D'abord ils ne pensent pas que l'alcool doive être
donné au malade dès le début, et sauf de rares exceptions, il n'y aurait pas lieu, suivant eux, d'ordonner son emploi avant le dixième ou le douzième
jour. « Je me suis convaincu autrefois, dit Murchison,
qu'il n'y avait aucun avantage à le donner dès le
début..... je réserve l'alcool pour les cas où la circulation s'affaiblit. » Et, comme pour le typhus, c'est à
l'auscultation du cœur qu'il conviendra de recourir.
Nous n'entrerons pas ici dans de grands détails et
nous n'énumèrerons pas tous les signes qui peuvent
indiquer l'usage des spiritueux, nous renverrons le
lecteur à l'étude qui a été faite précédemment à propos du typhus. Mais nous ferons remarquer que les
auteurs auxquels nous avons emprunté les détails
d'une grande partie de ce chapitre avaient parfaitement observé ces modifications des bruits cardiaques,
dont l'explication nous a été donnée par des recherches récentes d'anatomie pathologique : c'est ainsi
qu'ayant signalé l'affaiblissement des bruits du
cœur et insisté sur la disparition du premier bruit,
ils ont encore noté que cette altération des bruits
survenait dans la fièvre typhoïde plus tard que dans
le typhus.

Il nous reste à traiter un dernier point fort important : L'influence exercée par l'usage de l'alcool sur la longueur de la convalescence dans la fièvre typhoïde. La question ne nous paraît pas pouvoir être aujourd'hui tranchée. D'après M. Autellet, «la convalescence a été rendue plus facile et moins longue, car les sujets ne présentaient pas en général cette émaciation, cette consomption organique qui prédispose si facilement aux complications dangereuses.» Il est bien certain qu'un semblable résultat s'allie parfaitement avec la théorie. Qu'on fasse de l'alcool, comme MM. Perrin, Marvaud et Autellet, un aliment d'épargne, ou qu'on en fasse comme MM. Bouchardat, Anstie, Dupré et nous-même un aliment, ce résultat heureux est facile à expliquer. Dans la première théorie l'alcool empêche directement la dénutrition, dans la seconde il nourrit ; le résultat peut se prévoir, l'amaigrissement sera moins prononcé. Malheureusement les problèmes de la clinique ne peuvent pas se résoudre avec cette exactitude mathématique, et une observation prolongée et multipliée est nécessaire pour connaître la vérité. Or, nous ne pouvons regarder la conclusion de M. Autellet comme incontestable, parce que le nombre de ses observations de guérison n'est que de treize, que la plupart des cas étaient peu graves et qu'à partir du moment où la vie des malades n'est plus en danger, les détails donnés sur leur état sont d'une extrême concision.

D'autre part, ce n'est pas à de telles conclusions que sont arrivés les médecins anglais qui ont étudié l'action de l'acool dans la fièvre typhoïde avec une persévérance et un talent d'observation qu'on aurait mauvaise grâce à méconnaître. Nous ne citerons pour preuve que l'opinion de Murchison, formulée à peu près en ces termes : L'eau-de-vie n'empêchera le malade ni de perdre ses forces ni de maigrir, la prostration sera aussi grande et l'émaciation aussi rapide, qu'on emploie l'alcool ou qu'on ne l'emploie pas (1). Les conclusions de M. Autellet et de Murchison sont donc absolument contradictoires et l'examen prolongé des malades peut seul trancher le différend.

Il ne sera dit qu'un mot du *relapsing fever*, dans le traitement duquel les stimulants tiennent à peu près la même place que dans celui de la fièvre typhoïde. L'utilité de la médication par l'alcool dans la première de ces maladies est reconnue par la plupart des auteurs, en particulier par Lyons et Murchison, et les indications qu'ils donnent de son emploi sont fort écourtées et ne sont qu'un résumé de celles déjà données à propos du typhus et de la fièvre typhoïde. Les troubles circulatoires sont encore les signes dont ils tiennent le plus de compte, et c'est encore la crainte de la syncope qui paraît les préoccuper davantage et les faire recourir plus tôt à l'usage de l'eau-de-vie.

Nous ne ferons également que signaler la *dyssenterie*, maladie qui réclame parfois l'usage des boissons alcooliques. On aura recours au vin générale-

(1) Murchison, *loc. cit.*, p. 572.

ment associé au quinquina, à l'opium ou au sulfate de quinine. Le moment le plus opportun pour l'administrer sera la fin des dyssenteries aiguës ou l'établissement de l'état chronique (Hardy et Béhier).

Si le malade tend à se refroidir, l'algidité sera combattue par le thé punché, la chartreuse, etc.

Variole. — *Scarlatine.* — *Rougeole.* — C'est en vain que l'on chercherait dans les auteurs une étude approfondie des résultats que donne la médication par l'alcool dans les fièvres éruptives. Cependant, pour la variole en particulier, cette médication a été fréquemment mise en usage, et pendant l'épidémie de 1870-1871 beaucoup de médecins l'ont employée. Il ne faudrait pas croire, du reste, que Todd a été le premier à donner l'alcool dans la variole, car avant lui Graves et Stokes l'avaient prescrit avec succès contre les fièvres éruptives, comme nous l'apprend M. Marvaud dans un chapitre qu'il consacre à l'étude de l'alcool dans la variole, et où se trouvent relatés les résultats qu'il a obtenus au Val-de-Grâce dans le service des varioleux, pendant la dernière épidémie.

Pour la variole, plus encore que pour la fièvre, il importe dans une étude du genre de celle-ci de distinguer la forme des cas observés; c'est ce que n'a pas manqué de faire M. Marvaud, et après nous avoir dit qu'il s'est bien trouvé de l'emploi de l'alcool contre le délire, tant à la période d'invasion de la maladie qu'à la période d'éruption, il passe à l'étude des cas véritablement intéressants, c'est-à-dire des cas graves.

M. Marvaud a observé et traité par l'alcool à haute
dose, seize malades présentant la forme hémorrhagique primitive de la variole. L'adynamie était excessive, il y avait des pétéchies, des suffusions sangui-
nes; l'éruption a été lente et difficile. La statistique
est excellente, il y a eu six guérisons.

Le nombre des cas de variol hémorrhagique
secondaire traités de la même manière s'est élevé au
chiffre de cinquante-six, et il n'y a eu que dix-huit
décès.

Ce sont là des résultats exceptionnellement favorables et que nous ne pouvons pas regarder comme
devant donner la mesure de la mortalité dans les
varioles graves traitées par l'alcool. Nous avons vu
pendant la même épidémie, également à Paris, un
grand nombre de varioles où l'on avait affaire à
la forme hémorrhagique; nous n'avons jamais vu
aucun exemple de guérison, quelle qu'ait été du
reste la médication employée, et souvent c'était la
médication par l'alcool. Dans les cas de varioles confluentes simples, la mortalité était encore supérieure
à celle que donne la statistique de M. Marvaud pour
les varioles hémorrhagiques primitives. Il est à re-
gretter que ses faits ne soient pas publiés avec tous
les détails nécessaires pour convaincre le lecteur.

Nous ne voudrions pas cependant laisser croire
que nous n'accordons aucune valeur à l'emploi de
l'alcool dans la variole. Notre pensée est toute autre.
Nous croyons que l'alcool sera souvent utile dans
les varioles confluentes simples et dans les varioles

cohérentes, mais nous n'osons croire que l'alcool puisse arracher à la mort un malade atteint de variole hémorrhagique confluente ou discrète.

Quant aux indications, elles ne diffèrent pas essentiellement de celles que nous avons discutées à propos du typhus et de la fièvre typhoïde. Par conséquent, nous ne regardons pas les altérations du myocarde comme une contre-indication, mais au contraire comme une indication pressante.

Dans les scarlatines et les rougeoles, l'emploi de l'alcool sera soumis aux mêmes règles.

Érysipèle. — Les accidents généraux qui accompagnent l'érysipèle spontané, et en particulier celui de la face, présentent une trop grande analogie avec ceux de la pneumonie pour qu'on n'ait pas songé à leur appliquer le même mode de traitement.

Todd cite trois cas d'érysipèle de la face traités par l'alcool, et il fait observer qu'il n'y a pas de maladies dans lesquelles les effets de l'alcool soient plus évidents que dans l'érysipèle. Il semble, dit-il, que l'alcool soit un antidote direct du poison érysipélateux. D'après le même auteur, quand l'alcool est administré dès le début et hardiment, non-seulement la durée de l'érysipèle est abrégée, mais encore la suppuration est prévenue. Mais parmi les symptômes généraux de l'érysipèle, le délire serait celui sur lequel cette médication aurait le plus d'influence, et il est important de savoir que l'alcool peut fournir ce résultat, là où l'opium n'a pu réussir. M. Béhier insiste sur ce fait clinique, et il dit avoir recueilli quatre observations d'érysipèle dans lesquelles l'alcool a arrêté le délire que l'opium n'avait pu calmer (1).

Quand l'érysipèle est ambulant, on observe souvent les symptômes les plus prononcés de l'adynamie. Il en est de même quand l'érysipèle survient chez des gens affaiblis ou débilités par une maladie antérieure. Chez ces malades la médication alcoolique est indiquée de la façon la plus formelle. D'ailleurs, il y a longtemps déjà que l'on donne du vin aux malades dans ces circonstances. L'érysipèle présente deux formes extrêmes, dit le D^r M'Dowell; la forme inflammatoire franche exige un traitement antiphlogistique, mais il en est une autre qui exige, dès les premiers jours, un traitement directement opposé.

Ainsi, en résumé, l'alcool est ordonné dans l'érysipèle par la plupart des médecins quand il y a de l'adynamie; par Todd, M. Béhier et d'autres quand le délire est violent; enfin par Todd et ses partisans chaque fois qu'il y a érysipèle.

Nous n'avons que peu de chose à ajouter relativement à l'érysipèle chirurgical, qui est, comme on le sait, une complication souvent fatale, toujours trèsgrave, et qui s'accompagne d'ordinaire soit d'une grande prostration des forces, soit d'une agitation parfois excessive. Dans ces cas l'indication n'est pas douteuse; ce que nous venons de dire de l'érysipèle

____

(1) Béhier, *Dict. encyclop.*, art. *Alcool*, p. 608.

spontané et ce que nous avons dit précédemment de la fièvre purulente pouvaient le faire prévoir. Mais souvent alors, de même que dans l'infection purulente, la mort surviendra quoi que l'on fasse.

Il est d'autres affections dans lesquelles on a recours parfois à la médication alcoolique, sans que l'on puisse trouver dans les auteurs d'indications fort étendues sur les circonstances particulières qui feront accepter ou repousser l'emploi du vin et de l'alcool. Nous ne ferons que mentionner la *grippe ;* et quoique dans certaines épidémies on ait opposé sans succès à cette maladie une médication stimulante, nous sommes porté à penser que l'emploi de l'alcool est parfois utile. Tel est du reste l'avis de l'auteur d'un article récent publié dans le *Dictionnaire de médecine et de chirurgie pratiques.* « La médication alcoolique (potion de Todd), dit M. Desnos, produit d'heureux résultats, lorsque la grippe se complique d'un état ataxo-adynamique. »

Nous ne ferons également que mentionner la *diphthérie,* qui produit souvent des symptômes généraux très-graves contre lesquels les médecins conseillent les toniques, entre autres le vin. On ne se borne cependant pas à l'administration du vin, et, malgré le silence presque unanime des auteurs, nous avons vu fréquemment donner du rhum aux enfants opérés du croup, tant à l'hôpital des Enfants-Malades qu'à l'hôpital Sainte-Eugénie. Mais ce n'est là qu'une médication adjuvante et, comme bien d'autres, sans action contre les formes toxiques de la diphthérie.

Fièvre intermittente. — L'emploi de l'alcool à doses élevées contre la fièvre intermittente ne date pas de nos jours, comme le prouvent les faits déjà anciens rapportés par le professeur Béhier (1). Lanzoni (2) a observé un cas remarquable de guérison par l'ingestion de cinq onces d'alcool prises à jeun. Il s'agissait d'une fièvre quarte rebelle chez un homme encore jeune. L'eau-de-vie détermina l'ivresse, mais la fièvre fut guérie. J.-P. Albrecht a observé des faits semblables, et Heuermann a conseillé le punch avant l'accès et en a vanté les bons effets. Sydenham était également partisan des alcooliques dans le traitement des fièvres d'accès. On pourrait multiplier ces citations.

Dans ces dernières années, on s'est occupé de nouveau de l'emploi de l'alcool dans le traitement des fièvres intermittentes, et MM. Jules Guyot et Burdel (3) ont publié des faits du plus haut intérêt. Nous exposerons brièvement les circonstances dans lesquelles ils ont donné l'eau-de-vie et les résultats qu'ils ont obtenus. Au moment du frisson, dans la fièvre intermittente, ils font prendre à leurs malades deux ou trois petits verres de rhum. Il se produit alors une sorte de petite crise qui dure à peine quelques minutes, puis le froid diminue, le frisson cesse, la chaleur reparaît, et dans certains cas la guérison est complète. D'autres fois la guérison n'est

(1) Béhier, *loc. cit.*, p. 602.
(2) Lanzoni, *loc. cit.*, p. 221.
(3) Jules Guyot et Burdel, *Union médicale*, 1860-1862.

obtenue qu'à l'un des accès suivants, accès déjà moins complet.

M. Hérard (1) expérimenta la méthode de M. Guyot aussitôt qu'elle fut connue, et, dans deux cas, il obtint les résultats les plus nets, la guérison s'étant montrée complète dès le second accès. On remarquera en lisant ces observations qu'il s'agit dans les deux cas de malades depuis longtemps atteints de fièvre intermittente et chez lesquels on observait les signes bien manifestes de la cachexie palustre.

Malheureusement l'alcool n'a pas toujours cette efficacité, et le docteur Leriche (2) ayant soumis treize malades, atteints de fièvres intermittentes tierces, à l'usage de l'alcool à 55°, n'a pas obtenu un seul cas de guérison. Mais les résultats n'ont pas été nuls pour cela et l'on a obtenu une diminution fort marquée du stade de frisson et du stade de chaleur.

M. Hérard, frappé des insuccès que l'on éprouve même par l'emploi du sulfate de quinine, a pensé qu'il y aurait utilité à réunir ces deux médicaments, et il a expérimenté avec succès la solution alcoolique de sulfate de quinine. Les faits relatifs à cette étude se trouvent consignés dans un travail de M. Dorville (3). Il faut se demander alors si

(1) Hérard, *Gazette des hôpitaux*, 1861, n° 83, p. 349.
(2) Leriche, *Gaz. médicale de Lyon*, 1861, n° 4.
(3) Dorville, *Considérations sur le traitement des fièvres intermittentes par le sulfate de quinine associé à l'alcool*. Thèse de Paris 1875.

c'est l'alcool qui agit ou si c'est le sulfate de quinine, et quel est le moment de leur action.

Dans la fièvre intermittente, l'absorption de l'alcool est très-rapide et ses effets sont presque immédiats, les faits de M. J. Guyot sont probants. On sait, d'autre part, que le sulfate de quinine ne commence guère à produire quelques effets sur l'organisme que deux heures environ après son ingestion, et que ce n'est qu'au bout de trois ou quatre heures au plus tôt que son action sur l'économie atteint son maximum. Il n'y a pas lieu de penser que l'absorption du sulfate de quinine soit activée par la présence de l'alcool, et il est probable que les deux médicaments agissent séparément et chacun à leur moment; mais ce n'en est pas moins là une association fort utile, puisqu'en même temps on administre au malade deux médicaments dont l'action isolée peut arrêter tous les accidents de la fièvre intermittente.

En parlant de la méthode de M. Guyot, le professeur Béhier fait ressortir tout le profit qu'on en peut tirer quand on se trouve pris de court et qu'on n'a pas le temps d'administrer le sulfate de quinine. Cette circonstance pressante se rencontrera surtout dans les cas de fièvres paludéennes pernicieuses, lorsque le malade est saisi à l'improviste et que la gravité des accidents exige une intervention immédiate. Nous avouons qu'en présence d'accidents aussi graves, nous aurions moins de confiance dans l'action de l'alcool que dans celle du sulfate de quinine, médicament dont l'extrême utilité est depuis longtemps hors de toute contestation. Mais on n'est pas obligé de choisir l'un ou l'autre des deux médicaments, et pouvant les administrer tous deux à la fois nous pensons que c'est à la solution alcoolique de sulfate de quinine qu'il convient de s'adresser au début d'un accès de fièvre pernicieuse.

Nous n'avons pas parlé de l'usage du vin dans les fièvres intermittentes. Son emploi est de toute antiquité, Hippocrate, Galien, Arétée, Celse, etc., le conseillaient déjà ; mais il y a loin de là à la méthode de M. Guyot.

Choléra. — Pendant l'épidémie de choléra de 1832, Magendie employa le rhum d'une façon à peu près systématique, et dans les épidémies plus récentes c'est encore au rhum que l'on s'adressait de préférence pendant la période d'algidité. Ce sont même les succès qu'il a obtenus dans ces cas qui ont donné à M. Guyot l'idée d'employer l'eau-de-vie dans le stade de froid de la fièvre intermittente. « En voyant ainsi disparaître, dit-il, le frisson cholérique en quelques minutes sous l'influence de l'alcool potable, je songeai naturellement au frisson des fièvres intermittentes » (1). M. Guyot est en effet très-affirmatif sur l'utilité du rhum, de l'eau-de-vie, ou d'une liqueur alcoolique quelconque à 50° environ, sans mixtion ni dilution aucune, administré au début de la période algide du choléra. On arrêterait ainsi la sidération des forces. En fait, les succès ne

(1) Citation empruntée à la thèse de M. Dorville, p. 8.

sont pas rares et on en a publié un certain nombre. Mais tous les médecins ne sont pas partisans de cette méthode, et Récamier reproche à l'emploi des alcooliques dans la période algide d'aggraver la période de réaction. Ce reproche ainsi formulé nous paraît complétement immérité, car il est hors de doute, que par la médication stimulante, et en particulier par l'emploi des spiritueux, on a souvent empêché la mort de survenir pendant l'algidité et il n'y a pas lieu de s'étonner que dans des cas aussi graves, la réaction n'ait pas été sans danger, et nous dirons avec M. le professeur Béhier que, dans une pareille affection, c'est déjà un succès que d conjurer les dangers de la période algide.

Du reste, l'ensemble des symptômes qui domine dans la période algide du choléra justifie complétement la pratique de Magendie. Si l'on se reporte à ce que nous avons dit précédemment de la pneumonie et du collapsus qu'elle peut engendrer, on verra que tous les caractères de ce dernier état se retrouvent dans la période algide du choléra. Et comme le collapsus crée par lui-même un danger imminent, il convient, sans tenir compte de ses causes probables, de lui opposer une médication énergique. L'alcool remplit cette indication par la stimulation qu'il exerce sur le système nerveux, par son action manifeste sur le cœur dont il fortifie les contractions, par l'impulsion générale qu'il donne à la circulation, et enfin et surtout par la rapidité avec laquelle l'alcool produit tous ses effets.

Ces indications générales montrent que ce n'est pas comme un antidote du choléra que l'alcool est employé, mais uniquement comme un médicament opposé à un ordre de symptômes. Si importante qu'elle soit, la médication stimulante ne remplit ici que des indications secondaires.

Ce n'est pas seulement pendant la période d'algidité que les spiritueux seront donnés dans le choléra; pendant la période de réaction leur emploi sera parfois réclamé; ce sera par exemple quand le pouls reste lent et faible.

Les phénomènes du collapsus se présentent non-seulement au début du choléra, mais ils sont également très-fréquents dans un grand nombre d'états différents. Ils constituent un des caractères de la forme sidérante de la plupart des maladies pestilentielles; on l'observe au début ou pendant le cours de la fièvre jaune, de la peste, du typhus, de la suette miliaire, etc. Dans tous ces cas, l'indication est la même, le premier soin du médecin est d'échapper à un danger pressant, la médication par les stimulants est indiquée, et parmi eux l'alcool d'une manière spéciale.

De l'alcool comme antipyrétique.

La fièvre est le symptôme commun des phlegmasies et des pyrexies. Il est donc naturel de rechercher comment elle se trouve modifiée par l'emploi de l'alcool, si utile dans la plupart de ces affections.

On sait que chez le fébricitant, la température centrale est augmentée, que la circulation est modifiée d'une manière différente suivant les cas, ainsi que la respiration, l'innervation et la nutrition.

Les termes constants sont l'élévation de la température, la diminution du poids du corps et l'augmentation de l'acide carbonique expiré.

A mesure que la fièvre deviendra plus violente, la température montera plus vite, l'amaigrissement se fera plus rapidement et l'exhalation d'acide carbonique s'élèvera dans les mêmes proportions.

On sait d'autre part que l'ingestion de l'alcool, à dose alimentaire, produit chez l'homme sain comme chez les animaux un abaissement (peu considérable) de la température, une augmentation du poids du corps et une diminution de la quantité d'acide carbonique exhalé.

En prenant des quantités plus considérables d'alcool, les effets s'accusent, la température baisse d'une façon notable, la quantité d'acide carbonique diminue davantage, et le poids du corps augmente plus vite.

Si l'empirisme n'avait pas montré les bons résultats que l'on obtient de l'emploi de l'alcool dans les phlegmasies et les pyrexies, les études physiologiques faites dans ces dernières années auraient fait voir quels avantages on pouvait tirer de ce médicament. Mais une expérience préalable était nécessaire : il fallait savoir si chez le malade atteint de fièvre, l'alcool produisait les mêmes effets que chez l'homme sain. Nous connaissons en partie la réponse qu'aurait fourni l'observation clinique : L'alcool n'agit pas de même chez un sujet fébricitant et chez un sujet apyrétique ; ses effets salutaires sont plus marqués et sont plus favorables que ne permettait de le supposer l'action physiologique de l'alcool sur un organisme sain. C'est là une particularité qui a frappé tous les observateurs ; l'alcool abaisse bien plus la chaleur fébrile que la chaleur normale. Cela résulte des observations de Todd, de M. Béhier et de ses élèves. Anstie en a fait la remarque, ainsi que MM. Binz, Strasburg, etc., et cette opinion se trouve surabondamment confirmée par l'examen des tracés recueillis sur les malades atteints de fièvre typhoïde, de pneumonie, de rhumatisme articulaire aigu, d'érysipèle de la face, etc., et traités par les spiritueux. Donc l'alcool, qui ne traduit son action sur

la température que par une diminution de quelques
dixièmes de degré chez l'homme sain, produit fréquemment une diminution plus marquée, d'un degré,
par exemple, si le malade a une fièvre typhoïde, et
une température centrale de 40°.

L'alcool agit donc sur l'élément le mieux connu de
la fièvre, sur la chaleur : il la diminue. Mais ce résultat, est-il constant? Nous ne sommes pas en mesure de l'affirmer, et nous ne sommes nullement
persuadé que l'alcool administré à doses médicamenteuses, fût-ce même aux fortes doses (douze
onces, par exemple) empêcherait la température de
s'élever pendant la phase d'agonie d'une pneumonie
lobaire. L'action de l'alcool dans la fièvre n'est
donc pas toujours également puissante. Quel est
donc son rôle précis?

Quelle que soit la théorie que l'on se fasse de la
chaleur animale, il est certain qu'elle se régularise
constamment aussi bien chez l'homme atteint de
fièvre, que chez l'homme en bonne santé; seulement
chez l'un la régularisation se fera vers 37°, tandis
que chez le fébricitant elle se fera vers 39 ou 40°, de
la même manière que chez un urémique elle aurait
lieu vers 36° par exemple. Sans nous inquiéter du
siége de ce pouvoir régulateur, sans chercher à le
localiser dans un petit point du bulbe, ou à montrer
qu'il est partagé entre la plupart des diverses parties du système nerveux central, nous pouvons constater son existence et formuler cette loi générale:
l'alcool donné à dose alimentaire maintient à son

taux physiologique le pouvoir régulateur de la chaleur animale, ou tend à l'y ramener lorsqu'il s'en est éloigné. En d'autres termes, l'alcool tend à diminuer la température quand elle est augmentée; il tend à l'accroître quand elle est diminuée, et il ne l'augmente ni la diminue quand elle est normale.

Cette loi n'est vraie que dans certaines limites que nous devons fixer, en même temps que nous justifierons notre proposition.

Qu'est-ce d'abord que cette dose alimentaire? Où finit-elle? Et où commence la dose toxique?

Tant que l'alcool se brûle, que l'absorption ne dépasse pas la combustion au point de produire une grande accumulation dans l'économie, l'alcool agit comme aliment. Quand au contraire l'alcool est absorbé en trop grande quantité, qu'une partie seulement est brûlée et que l'autre est éliminée sous forme d'alcool pur ou sous forme d'aldéhyde, pour peu que la proportion d'alcool non brûlé soit notable, la dose alimentaire a cessé, on en est à la dose toxique (1).

(1) Pour distinguer la dose alimentaire de la dose toxique, on pourrait prendre l'ivresse comme point de repère. Mais ce serait un mauvais signe, car il est des buveurs qui ont acquis une sorte de mithridatisme à l'égard de l'alcool, on accordera donc plus de confiance à l'odeur des gaz expirés et particulièrement à celle si caractéristique de l'aldéhyde. A la suite de l'absorption d'une quantité même peu considérable d'eau-de-vie, les gaz de l'expiration répandent pendant quelque temps une odeur alcoolique résultant de la vaporisation de l'alcool qui imprègne la muqueuse buccale. L'odeur de l'alcool n'est donc pas un signe qui indique d'une manière absolue que la dose est toxique, l'odeur de l'aldéhyde est au contraire un signe certain.

Quand cette dose est très-forte, l'alcool cesse d'avoir les mêmes effets ; il cesse d'agir comme stimulant, il ralentit le jeu du cœur et des poumons au lieu de l'accélérer, et au lieu de régulariser la chaleur du corps et de rapprocher de son taux normal le chiffre de la température qui s'en est éloigné, il tend constamment à l'abaisser. Il importait donc de fixer la dose.

Après ce que nous avons dit en étudiant l'action physiologique, il n'est plus nécessaire de revenir sur ce point de notre proposition, à savoir que chez l'homme sain la chaleur animale est sensiblement maintenue à son taux normal après l'ingestion d'une dose alimentaire d'alcool.

Il ne serait pas davantage nécessaire d'insister de nouveau sur la diminution de la chaleur fébrile, après l'ingestion de l'alcool à doses médicamenteuses, si ces doses ne s'élevaient parfois à une quantité qui *a priori* peut paraître toxique. Mais on verra dans un chapitre ultérieur que la dose alimentaire varie avec l'état du malade, et que chez les fébricitants on a pu donner des doses parfois considérables d'alcool sans produire aucun signe d'ivresse et sans que les malades eussent exhalé une odeur alcoolique ou aldéhydique. La dose alimentaire est donc généralement plus élevée pour le fébricitant que pour l'homme apyrétique; c'est la seule remarque qu'il était nécessaire de faire.

Le troisième point de la loi n'est pas plus discutable : l'alcool tend à relever la température quand elle est descendue au-dessous de la normale. Déjà précédemment en parlant du collapsus dans la pneumonie, nous en avons cité des exemples ; on en trouvera d'autres lorsque nous parlerons des venins.

Si donc, on admet que l'alcool mérite le nom de médicament antipyrétique, puisqu'il abaisse la température exagérée de la fièvre, on doit aussi lui donner le nom d'antialgide — ou quelqu'autre analogue — puisqu'il relève les températures inférieures de l'algidité.

Nous sommes bien loin, comme on le voit, des conclusions que nous fournissait l'étude physiologique de l'alcool agissant sur un organisme sain.

Mais dans la fièvre, la température n'est qu'un élément qui ne doit pas seul nous occuper. Malheureusement les autres modifications que subit l'économie pendant le cours des fièvres sont peu étudiées et on ne peut le plus souvent vérifier sur elles l'action des médicaments. Cette étude serait aussi facile à faire pour le poids des malades que pour leur température, mais on chercherait vainement la courbe du poids d'un malade atteint de pneumonie et traité suivant la médication de Todd.

On n'a pas non plus recherché si dans la fièvre l'administration de l'alcool diminuait l'exhalation d'acide carbonique dans les mêmes proportions que la température, et si probable que la chose puisse nous paraître nous ne pouvons l'affirmer en aucune manière. Mais on est plus avancé dans la connaissance de l'action exercée par l'alcool sur la respiration et la circulation chez les fébricitants.

La respiration et la circulation qui étaient accélérées subissent souvent un ralentissement marqué, mais ici les modifications produites par l'alcool varient beaucoup selon les cas, suivant la gravité des affections, suivant leur forme, etc., ainsi, nous n'ignorons pas qu'un malade peut avoir une fièvre très-vive avec un pouls ralenti et c'est même en général l'indication la plus pressante de recourir à l'alcool qui puisse être fournie par l'examen du pouls. On remarquera ici encore le rôle régulateur de l'alcool qui s'exerce sur le cœur comme sur la température : si chez un fébricitant le cœur bat vite, l'alcool le ralentit; s'il bat lentement, l'alcool l'accélère.

Le système nerveux subit aussi différemment, suivant les cas, l'influence de la fièvre et son activité s'exagère ou diminue. Tantôt les malades sont agités, bruyants, loquaces, d'autres fois au contraire ils sont affaissés, prostrés et comme écrasés par la maladie. Ici encore le plus souvent l'alcool rapproche de leur niveau normal les fonctions du système nerveux, il calme le délire et dissipe la stupeur.

Cette révision rapide des principaux symptômes de la fièvre et de l'action que l'alcool exerce souvent sur eux pour les modifier d'une façon favorable justifie, en définitive, l'opinion de ceux qui regardent l'alcool comme un antipyrétique et pour qui l'intensité de la fièvre est une indication suffisante de recourir à ce médicament.

Isoler ainsi le symptôme fièvre, parmi les autres symptômes d'une affection fébrile, n'est pas une abstraction uniquement théorique; elle a son application pratique, et chaque jour nous voyons les médecins considérer ainsi séparément un symptôme ou un ordre de symptômes et diriger contre lui seul tous les efforts de leur médication. La fièvre, à ce titre, méritait notre attention particulière; car souvent elle constitue le danger, même dans les affections avec lésion locale. « Reconnaissons en premier lieu, dit M. Charcot, que ce trouble, qui porte sur l'ensemble de l'économie et qu'on nomme fièvre, constitue un danger par lui-même lorsqu'il est intense, indépendamment, en quelque sorte, de la cause qui l'a produit. Un malade est atteint de pneumonie, les fonctions respiratoires ne sont pas plus troublées que de coutume en pareil cas; il n'y a pas de complication, et cependant le malade succombe au milieu d'un appareil fébrile intense. L'autopsie révèle une hépatisation lobaire reconnue pendant la vie, mais qui est restée limitée à une si petite étendue d'un lobe pulmonaire, qu'il est impossible d'admettre que la lésion locale rende seule compte ici de l'issue fatale... C'est l'état général et, dans l'espèce, l'état ébrile qu'il faut accuser. » Cette citation prouve amplement quelle importance il faut accorder à l'intensité de la fièvre.

Mais on pourra s'étonner de voir un aliment diminuer la chaleur fébrile. Cette objection ne nous embarrasse nullement. Chez un malade qui a la fièvre, il y a des combustions et elles sont très-actives puisqu'il y a une température très-élevée. Si l'on donne de l'alcool et qu'il soit brûlé, il n'en résulte pas, même théoriquement, qu'on ait jeté de l'huile sur le feu, que les combustions augmenteront et avec elles la température. Il peut fort bien arriver que l'alcool brûle et que, pendant ce temps, les autres matières combustibles soient épargnées. La somme des combustions n'est donc pas fatalement augmentée par l'ingestion de l'alcool, et, en nous montrant l'abaissement de la température, l'observation clinique nous permet d'aller plus loin et de dire : puisqu'il y a moins de chaleur, il est presque prouvé qu'il y a moins de combustion.

L'étude que nous venons de faire nous montre que l'alcool possède, entre autres propriétés, celles qui constituent le médicament antipyrétique. Faut-il en conclure qu'il conviendra de le donner chaque fois qu'il y aura de la fièvre ? Assurément, non ; et la lecture des chapitres précédents montre bien que dans la même maladie l'alcool peut être ou bien indiqué, ou bien contre-indiqué. La fièvre est un ensemble symptomatique qui non-seulement varie d'intensité et de durée suivant les affections, mais qui varie aussi de forme suivant le terrain sur lequel elle se développe. Avec ces variations infinies, on verra changer les indications thérapeutiques, et c'est pour cette raison qu'un médicament antipyrétique n'est pas toujours bon à opposer à la fièvre, par cela seul qu'il est antipyrétique.

Emploi de l'alcool contre l'intoxication
par l'arsenic ou par des venins.

Il y a un certain rapprochement à faire entre les maladies infectieuses et les états que produit l'introduction des poisons et des venins dans l'organisme. Si nous ne l'avons pas fait lorsqu'il était question des maladies infectieuses, c'est que dans les maladies infectieuses la substance morbide, introduite dans l'économie, ne devient poison qu'après avoir subi une élaboration, une incubation.

Empoisonnement par l'arsenic. — D'après MM. Bouchardat et Sandras, l'antidote de l'arsenic est le sesqui-oxyde de fer; on peut également employer l'hydrate de sesqui-oxyde de fer sec, connu vulgairement sous le nom de safran de mars apéritif. Mais on n'a pas toujours sous la main ces préparations ferrugineuses, c'est ce qui donne de la valeur aux faits qui vont être signalés et qui prouvent l'utilité de l'administration de l'alcool dans l'empoisonnement par l'arsenic. Déjà Rognetta l'avait proposé avec l'emploi simultané du vin et du bouillon. — En

juillet 1847, le docteur C... (1) publia un fait confirmatif de cette opinion. Enfin, le docteur de Larue (2)
(de Bergerac) traita trois adultes et deux enfants
empoisonnés par l'acide arsénieux, et tous cinq dans
l'état le plus grave ; 90 grammes d'alcool pour les
adultes, 60 grammes pour les enfants suffirent pour
produire la guérison.

Ces faits sont importants à connaître, mais il ne
faudrait pas négliger l'emploi des sels de fer pour
faire usage de l'alcool.

On n'a pas signalé l'utilité de l'alcool dans des
empoisonnements par d'autres substances que l'arsenic ; il y aurait peut-être cependant lieu de l'utiliser
quand il se produit des phénomènes très-marqués
de prostration et que les malades tombent dans le
collapsus, en un mot, dans les empoisonnements par
les hyposthénisants.

Morsures par des serpents venimeux. — Williams
Paterson a rapporté, en 1791, que les Cafres mordus
par des serpents venimeux échappaient à la mort en
buvant de grandes quantités d'eau-de-vie et de vin
de Madère. Le fait observé par un industriel, M. de
la Gironnière (de Manille), et communiqué à l'Académie des sciences par M. J. Cloquet, en 1861, est
confirmatif du précédent. Un Indien fut mordu par
un serpent de l'espèce la plus dangereuse, et la gué-

(1) Dr C... *Annales de Thérapeutique*, juillet 1847.
(2) Dr De Larue, de Bergerac, *Revue de Thérapeutique médico-
chirurgicale*, septembre 1857,

rison fut obtenue rapidement après l'ingestion de trois bouteilles de vin de coco (alcool à 16°).

Il serait facile de multiplier ces exemples qui ne sont pas très-rares, mais ce qu'il est moins commun de rencontrer dans les observations de ce genre, ce sont des détails précis qui permettent de se rendre un compte assez exact de la situation du malade et de l'action du médicament. A ce titre, nous signalerons comme fort intéressante une observation du docteur John Shortt (1). Le malade fut mordu dans la maison même du docteur Shortt, et par suite de cette circonstance, le traitement put être employé immédiatement. Malgré cela, non-seulement on vit se produire des accidents locaux de la plus sérieuse gravité, mais en outre, le malade présenta les symptômes les plus alarmants du collapsus. Sa température, s'abaissa rapidement, au bout de trois heures elle n'était plus que de 33°, elle descendit même jusque près de 30° et ne commença à se relever lentement que cinq heures après l'accident. Douze heures après la morsure, la température était revenue à son chiffre normal, et pendant ces douze heures on avait fait boire au malade dix onces d'eau-de-vie et une bouteille de *congee*.

Il ne viendra pas à l'esprit d'attribuer à l'alcool cet

______

(1) John Shortt, médecin-chirurgien de l'armée indienne. *The Lancet*, 16 avril 1870, p. 540. — Cas de morsure de serpent (Cobra), traité avec succès par l'eau-de-vie à fortes doses. Cette observation est rapportée *in-extenso* dans la thèse du Dr Radouan, sur l'*Algidité centrale*, Paris, 1873.

abaissement de température, car l'alcool a été donné
continuellement à doses fractionnées et lorsque le
malade ne présentait guère plus de 30° il n'en avait
encore bu que sept onces. Un abaissement de température de sept degrés ne peut, en aucune manière,
être attribué à l'ingestion de 220 grammes d'alcool,
et du reste l'élévation qui s'est produite après l'ingestion d'une dose plus forte achève de répondre à une
interprétation évidemment inacceptable.

C'est là un fait des plus importants et qui conduit
à cette règle capitale dans la médication par l'alcool :
c'est que l'abaissement même considérable de la température n'est pas une contre-indication du traitement par les spiritueux, même à fortes doses.

On pouvait supposer qu'à la suite des morsures de
serpents venimeux, il y avait un refroidissement considérable. Mais le fait n'était nullement certain et ce
que l'on observe, dans la période algide du choléra,
des fièvres intermittentes, etc., prouve bien qu'on ne
peut conclure de la température périphérique à la
température centrale. Aussi les cas de guérisons annoncés par Paterson, M. de la Gironnière et d'autres
ne permettaient pas de conclure que l'alcool peut relever la température considérablement abaissée. L'observation du docteur Shortt est donc à ce point de
vue d'une valeur toute particulière.

Médication par l'alcool dans les maladies chroniques et pendant la convalescence.

La nutrition n'est pas seulement troublée quand il y a excès de combustion et augmentation de chaleur. Il peut se faire, en effet, que les pertes de l'économie soient exagérées sans qu'il y ait de fièvre. Il peut se faire également que les combustions soient imparfaites, que l'assimilation ne se fasse plus régulièrement et que la nutrition générale soit en souffrance avec des pertes minimes. Ce sont là des caractères généraux qui appartiennent aux mauvais états de l'organisme et que l'on rencontre à des degrés divers dans les maladies chroniques et pendant la convalescence. C'est de ces états qu'il sera maintenant question. Parfois, l'élément fièvre interviendra encore, et la médication par l'alcool sera même parfois dirigée spécialement contre lui ; mais, en général, l'ensemble symptomatique que l'on cherche à combattre dans ces cas est plutôt l'état plus ou moins misérable de l'économie que la fièvre qui manque du reste le plus souvent.

Polyurie simple. — La polyurie simple qu'il ne

faut pas confondre avec le diabète insipide et qui est caractérisée par l'émission abondante d'urines aqueuses sans augmentation de la masse totale des matières fixes éliminées dans les vingt-quatre heures n'est pas à proprement parler une maladie, c'est une incommodité, une infirmité tout au plus ; elle est compatible avec une conservation parfaite de la santé. Cet état fonctionnel anormal qui a parfois été provoqué par les excès alcooliques ne saurait être traité avantageusement par l'alcool. La preuve empirique en est fournie par les malades eux-mêmes qui souvent pour satisfaire leur soif absorbent de grandes quantités de vin sans améliorer leur état. La seule particularité que je puisse signaler relativement à l'action de l'alcool chez ces malades, c'est que, grâce à la rapide élimination opérée par les reins, ils peuvent sans ressentir les symptômes de l'ivress prendre de grandes quantités de boissons spiritueuses. Cette remarque est applicable à tous les diabètes.

Diabète insipide. Azoturie. — Quand la polyurie s'accompagne d'excrétion exagérée des matières fixes qui entrent dans la composition des urines ; dans ces cas d'azoturie surtout où les produits azotés de la désassimilation, urée, matières extractives surabondent, on pourrait penser d'après une vue théorique que l'alcool est indiqué puisque cet agent diminue la production de ces substances. L'alcool a été en effet employé dans le traitement du diabète insipide (polyurie avec azoturie), les résultats de ces tentatives sont divers; mais nous devons dire que dans les cas heureux l'alcool n'était pas le médicament exclusif; on lui avait associé d'autres médicaments antidéperditeurs. En tout cas son rôle encore contestable ne saurait en aucune façon être comparé à celui de la valériane qui donne dans cette maladie de si remarquables résultats. Disons toutefois qu'il convient peut-être de lui réserver une place comme adjuvant. Il sera bon alors de ne l'administrer que dilué et à dose modérée, et d'employer le vin de préférence à l'eau-de-vie. On doit se rappeler en effet que les excès alcooliques ont été fréquemment invoqués comme cause du diabète insipide.

En parallèle avec les résultats encore obscurs de l'emploi empirique de l'alcool dans le diabète insipide, nous devons dire que son administration est justifiée par des considérations déduites de la physiologie. On peut dire que ce n'est pas sur l'élément polyurie qu'il agirait dans ces cas, mais qu'il pourrait influencer avantageusement l'azoturie, puisqu'il modère les actes de la dénutrition, s'il est vrai toutefois, comme on l'a prétendu que l'azoturie est essentiellement une dénutrition exagérée.

Diabète sucré. — La théorie semble, au contraire, devoir faire exclure l'alcool de la thérapeutique du diabète sucré. Quelle que soit la conception physiologique de la glycosurie à laquelle on croit devoir s'arrêter, il est dans le diabète sucré un élément pathogénique important, mis en lumière par les tra-

vaux de Pettenkofer et Voit, c'est la diminution de
la consommation de l'oxygène et de la production de
l'acide carbonique. L'alcool ne pourrait qu'aggraver
cette circonstance pathologique. Et de fait, l'alcool
augmente la production du sucre. Mais l'azoturie
s'associe souvent au diabète sucré. C'est dans ces
cas seulement, caractérisés par l'amaigrissement et
la surabondance de l'urée dans les urines, qu'on
pourrait recourir à l'usage de la médication alcoolique, la glycosurie étant reléguée au second rang
Cette considération, dont n'ont pas tenu compte
les médecins qui ont employé l'alcool arbitraire-
ment chez toutes sortes de diabétiques, explique
peut-être les contradictions auxquelles sont arrivés
ceux qui ont formulé des conclusions relatives à
l'action favorable ou nuisible de ce médicament
dans le diabète sucré. Nous croyons pouvoir dire
que si l'alcool convient au diabète sucré, il faut
cependant repousser l'emploi de l'alcool concentré.
En effet, M. Durand-Fardel ayant signalé les inconvénients de l'eau-de-vie et du rhum, dans le diabète
consomptif, c'est au vin qu'il convient de s'adresser.
Le vin mérite l'insistance avec laquelle le recom-
mande M. Bouchardat, qui sans restreindre son emploi aux cas compliqués d'azoturie, a vanté ses
heureux effets dans le diabète sucré en général,
Même à l'état de simplicité le diabète sucré peut,
malgré ce que nous avons dit plus haut, réclamer
l'emploi du vin, parce que le vin est un tonique et
non parce qu'il est alcoolique; nous dirions volon-

tiers : quoiqu'il soit alcoolique. Ajoutons qu'on ne devra pas prescrire des quantités exagérées de vin, mais on pourra sans inconvénient dépasser un peu la dose normale de l'homme sain; car, grâce à la rapidité de l'élimination chez le diabétique, la dose moyenne n'est chez lui qu'une faible dose.

Phthisie pulmonaire. — La question de la curabilité de la phthisie ne peut être traitée ici à tous ses points de vue, mais nous devons en dire un mot. Il y a quelques années à peine, en 1865, M. Fuster, professeur à Montpellier, annonça à l'Académie des sciences, qu'à l'aide de sa médication il avait, en deux mois, parfaitement guéri plusieurs malades atteints de phthisie pulmonaire. Or, le traitement qu'il employait consistait dans l'emploi de 100 à 300 grammes de viande crue associée à 100 grammes d'alcool à 20 degrés Réaumur pour 300 grammes de véhicule. Malheureusement ces résultats n'ont pas été entièrement confirmés, et nous ne pouvons mieux faire connaître les effets de cette méthode qu'en citant les passages suivants de MM. Hérard et Cornil (1) : « L'honorabilité et la haute position scientifique de l'auteur nous imposaient le devoir d'essayer un traitement au fond rationnel, et ne présentant d'ailleurs aucun inconvénient..... Les résultats obtenus ont été ce qu'ils devaient être : souvent une amélioration momentanée, le retour des forces et de l'appétit, la diminu-

---

(1) Hérard et Cornil, *De la Phthisie pulmonaire*, 1867.

tion ou la cessation de la diarrhée, mais les graves altérations pulmonaires n'étaient pas et, disons-le, ne pouvaient pas être sensiblement modifiées, alors même que la médication avait été continuée longtemps et avec les précautions indiquées par l'auteur. »

Dans ces derniers temps, on a préconisé le koumis(1), et l'on en a retiré des avantages analogues. Ces avantages ne sont également que temporaires. Du reste, le vin a été proposé depuis longtemps dans la phthisie pulmonaire, et le professeur Fonssagrives (2) a rendu un grand service, en insistant sur son utilité et en montrant que la toux n'était pas une contre-indication.

Sans parler de l'emploi de l'alcool dans la fièvre hectique des phthisiques, des avantages que la clinique peut en retirer temporairement, il nous reste à mentionner l'usage que l'on a fait de l'eau-de-vie contre les vomissements des phthisiques (Tripier) (3), et du vin administré en lavement (Aran) (4), soit comme moyen d'arrêter la diarrhée, soit comme moyen de nourrir les malades, quand l'intolérance de l'estomac s'oppose à une alimentation régulière.

L'alcool joue donc un grand rôle dans la thérapeutique de la phthisie; et sous forme d'eau-de-vie, de rhum, de vin, de koumis, on le donne tour à tour

---

(1) Labadie-Lagrave, *Du koumis et de ses applications thérapeutiques.* — *Gazette hebdomad.*, 1874, nᵒˢ 36 et 38.

(2) Fonssagrives, *Thérapeutique de la phthisie pulmonaire.*

(3) Tripier, *Bulletin de Thérapeutique*, 1864.

(4) Aran, *Bulletin de Thérapeutique*, 1855.

en boisson contre l'état de débilité générale de l'économie, contre la fièvre, contre les vomissements, et sous forme de lavements vineux on l'oppose à la diarrhée et à l'inanition qui devient souvent une grave complication à une période avancée de la maladie. On ne guérit pas la phthisie par l'alcool, mais on peut ainsi prolonger l'existence des phthisiques.

Scorbut. — A côté des affections dont nous venons de parler et qui présentent comme caractère commun un état plus ou moins marqué de débilité générale, nous placerons le scorbut; et sans nous attarder à ces questions de pathogénie qui le font dépendre d'un vice dans l'alimentation ou d'une infection de l'économie, nous examinerons de suite le rôle que joue l'alcool dans la prophylaxie et le traitement du scorbut.

Il est de toute nécessité d'établir entre le vin et l'eau-de-vie une distinction qui semble résulter de la présence dans le vin d'une forte proportion de sels de potasse, ce qui lui permettrait de remplacer les légumes verts dans une certaine mesure. C'est sans doute ainsi qu'il faut expliquer l'action favorable du vin comme antiscorbutique, propriété que ne possède nullement l'eau-de-vie (Bryson). On a cité des exemples nombreux à l'appui de cette opinion. Ainsi on a remarqué que dans une armée la diminution du vin et l'augmentation de l'eau-de-vie exerçaient une fâcheuse influence sur le développement du scorbut; d'autres fois on a vu parmi les détenus d'une prison, la maladie épargner ceux qui pouvaient acheter du vin à la cantine et atteindre tous les autres. Ce sont là des faits qu'il importe de bien connaître et qui prouvent qu'il n'est pas indifférent, dans un cas donné, de s'adresser à telle ou telle boisson alcoolique.

Convalescence. — Les alcooliques exerceront une action favorable sur la marche de la convalescence, en agissant comme tonique et stimulant. On devra alors s'attacher à les donner dans des proportions telles, et variables suivant les cas, qu'on atteigne le but sans le dépasser. Le but sera souvent de stimuler la force du cœur et de ranimer une circulation languissante; ce sera de faciliter les sécrétions de l'estomac, du pancréas, de l'instestin (Cl. Bernard) et de favoriser ainsi le travail de la digestion.

Il serait ici difficile de tracer des règles fixes, et l'on devra, nous le répétons, agir suivant les cas et se guider sur les résultats obtenus pour augmenter ou diminuer la quantité des boissons alcooliques. C'est surtout aux vieux vins de bonne qualité que l'on aura secours, mais l'eau-de-vie, les liqueurs prises après le repas pourront également devenir de précieux auxiliaires.

Nous aurions pu parler dans ce chapitre d'un assez grand nombres d'états caractérisés essentiellement par la délibité générale, et dans lesquels les boissons alcooliques peuvent rendre quelque service. Nous ne ferons que mentionner la chloro-anémie, le rachitisme (Antoine Dubois, Aran), les différentes

cachexies, le béribéri, l'albuminurie et les hydropi-
sies (Bouchardat), etc. On peut se demander à ce
propos quel effet l'alcool produirait sur l'abaissement
de la température dans l'urémie? Nous n'avons trouvé
aucun renseignement relatif à ce sujet.

De la médication par l'alcool dans quelques affections des principaux appareils ou organes
de l'économie.

Appareil de la circulation. — *Hémorrhagie.* —
Il n'est pas toujours facile d'arrêter une hémorrhagie, et en particulier une métrorrhagie, aussi est-il
nécessaire de connaître les différents moyens qui ont
chance de réussir, et principalement ceux qui agissent avec le plus de rapidité. L'alcool à hautes doses doit être tout particulièrement désigné parmi
ces derniers, à cause de sa double action sur l'arrêt
de l'hémorrhagie et sur la cessation de la syncope
qui est, dans une hémorrhagie abondante, une complication redoutable.

C'est une pratique populaire, dans certains pays,
de donner, après l'accouchement, du vin en assez
grande quantité, mais il serait difficile de voir là
l'origine d'une médication dans laquelle on a recours
à l'eau-de-vie, au rhum et aux liqueurs fortes et cela
à des doses très-élevées et administrées dans un
temps très-court. Après l'accouchement, après l'a-
vortement, dans les métrorrhagies liées à la présence

d'un corps fibreux (Béhier), la perte de sang attein
parfois de telles proportions que la vie des malades
est sous l'imminence d'un danger pressant. Parfois
tous les moyens employés ont échoué : l'excitation de
l'utérus inerte, la compression de l'aorte, l'administration à l'intérieur des différentes préparations usi-
tées en pareilles circonstances, tout à été inutile.
La face est pâle, le pouls petit, à peine sensible, les
battements du cœur sont affaiblis et la malade est
dans un état lipothymique qui va sans cesse s'ag-
gravant. C'est dans des conditions aussi graves que
l'alcool a été employé, et a donné les résultats les
plus inespérés.

Ce traitement par l'eau-de-vie était habituellement
employé par Ingleby (1) en Angleterre, et il a été im-
porté en France par MM. Campbell, Béhier, Debout,
Aran, etc., qui l'ont appliqué de la manière la plus
heureuse.

C'est avec le même succès qu'on l'a opposé à des
hémorrhagies ayant leur point de départ dans d'autres organes que l'utérus, ainsi par exemple, dans
un cas où une hémorrhagie abondante se produisit
après l'ouverture d'un abcès de l'amygdale. On l'a
conseillé aussi contre l'hémoptysie.

Enfin, l'emploi de la même médication a été également suivi de la guérison, chez une femme atteinte
de purpura hemorrhagica, et qui se trouvait réduite
à l'état le plus grave au moment où l'on commença à

____

(1) Ingleby, *A practical Treatise on uterine hemorrhagy*, London,
1832.

lui faire boire du vin de Bordeaux en assez grande quantité, pour produire et entretenir l'ivresse alcoolique (cas de Faure) (1).

L'administration de l'alcool s'est faite différemment suivant les observations; tantôt on l'a donné en boissons, et d'autres fois on l'a donné en lavements. Son action est également énergique et rapide dans les deux cas.

Syncope. — Comme on vient de le voir, lorsqu'il y a une hémorrhagie abondante, on peut l'arrêter souvent en employant la médication par l'alcool; en même temps, on observera la disparition des signes de lipothymie ou de syncope. C'est là du reste le même effet que celui qui a été constaté précédemment dans certaines formes de collapsus ; on a vu aussi que dans les maladies où le cœur s'affaiblit, l'alcool était indiqué parce qu'il y avait menace de syncope, et que si la syncope survenait, c'était encore à ce moyen qu'il fallait recouvrir. C'est à son action stimulante, se traduisant de suite par l'énergie qu'il imprime à la contraction cardiaque, que l'alcool agit dans ces cas. Il y a donc lieu de recourir à ce médicament, chaque fois qu'il y a syncope ou lipothymie, quelle qu'en soit la cause.

Asystolie. — Il est inutile d'insister maintenant sur les avantages qu'il y aura parfois à retirer de l'administration de l'alcool, dans certains cas d'asystolie. En fortifiant la contraction du cœur, l'alcool

(1) Faure, *Gazette des hôpitaux*, 1861, p. 178.

active la circulation et favorise par conséquent la disparition des accidents de l'asystolie.

L'emploi des spiritueux est particulièrement indiqué lorsque la faiblesse du cœur est très-marquée, et dans les cas graves où ont échoué les médicaments le plus communément employés.

Stokes est le premier qui ait montré l'utilité de l'alcool dans ces cas.

APPAREIL DE LA RESPIRATION. — *Bronchite capillaire.* — MM. Barthez et Rilliet recommandent l'emploi d'un vin de liqueur, dans les cas de bronchite où l'asphyxie menaçante fait croire à une mort rapide : « Lorsque l'oppression est considérable, disent MM. Barthez et Rilliet (1), lorsque l'enfant n'a plus la force de vomir, de tousser, d'expectorer ; si le visage est altéré, si le regard a perdu l'éclat fébrile pour prendre une apparence terne et inanimée; si la face est légèrement violacée, et que les extrémités aient de la peine à se réchauffer, il ne faut pas hésiter, quelle que soit la forme anatomique et symptomatique, à recourir aux stimulants toniques. Le vin (Malaga, Madère ou Porto) est celui de tous qui a l'action la plus prompte et la plus efficace ; nous avons vu des cas où la mort paraissait imminente, et où l'usage du vin a permis de franchir une période qui, dans l'immense majorité des cas est la dernière. »

M. le docteur Gros a publié (août 1869) dans *l'Union*

____

(1) Barthez et Rilliet, *Traité clinique des maladies des enfants,* t. I, p. 495.

médicale des exemples qui doivent être rapprochés
des faits cités par MM. Rilliet et Barthez, et dans lesquels l'alcool n'a été administré qu'à une période extrême, et à un moment où l'asphyxie avait déjà fait
de tels progrès que la mort semblait inévitable.

Selon la remarque de M. Blachez (1), il y a lieu
d'appliquer ce traitement non-seulement chez les
enfants, mais chez les vieillards et chez les adultes, « dès que des symptômes prononcés d'adynamie contre-indiqueront l'emploi des moyens ordinaires (vomitifs, vésicatoires), qui ne peuvent que
porter le dernier coup à un organisme profondément
affaibli. »

Asthme. — Dans ces dernières années on a également préconisé l'emploi de l'alcool contre la dyspnée violente des accès d'asthme. En 1863,
M. Hyde-Salter, a publié des faits démontrant l'efficacité réelle de ce moyen qui consiste à administrer
au malade au moment de l'accès, de l'alcool à hautes
doses. M. le professeur Béhier rapporte un fait du
même genre, et tous deux font observer qu'il devient
nécessaire d'augmenter la dose d'alcool aux accès
ultérieurs, la dose qui avait d'abord suffi devenant
rapidement insuffisante. M. Hyde-Salter insiste tout
particulièrement sur ce point, que l'alcool doit être
donné dans un peu d'eau très-chaude.

Appareil de la digestion. — Les maladies de l'es-

---

(1) Blachez. *Dictionnaire encyclopédique,* art. *Bronchite capillaire,*
p. 13.

tomac sont peut-être celles dans lesquelles il importe le plus de bien préciser l'emploi de l'alcool.

Il est impossible ici de donner une formule générale, on devra tenir compte des résultats de tentatives dirigées prudemment, et de l'expérience du malade, sans oublier cependant l'état général dont l'affaiblissement progressif peut devenir une cause d'aggravation de la *dyspepsie*.

Il est d'abord une contre-indication dont parle Brinton (1) et que nous ne ferons que mentionner. Il craint qu'un ivrogne qui aurait abandonné d'anciennes habitudes, ne soit entraîné par des doses modérées à des doses plus fortes de boissons alcooliques et ne retombe ainsi dans ses excès antérieurs. La chose est fort possible, et arrivera même en dehors de toute prescription médicale. Il n'en est pas moins vrai que souvent l'alcool est utile chez les dyspeptiques. Sous l'influence de l'excitation qu'il produit, ces malades parviennent à s'alimenter, et il est des dyspeptiques qui sans cette excitation ne pourraient prendre qu'une nourriture très-insuffisante.

Chez d'autres malades, les sécrétions de l'estomac se font lentement au moment des repas, et il devient alors nécessaire pour eux de boire une grande quantité d'eau sans que pour cela le travail de la digestion s'en trouve facilité. Dans ces cas, il arrivera souvent que les boissons alcooliques en excitant la sécrétion gastrique, auront la plus heureuse influence sur le

(1) Brinton, *Traité des maladies de l'estomac*, trad. par Riant, 1870.

travail digestif. Mais ce n'est pas là une loi générale, et beaucoup de dyspeptiques digéreront mieux des aliments bien choisis et bien préparés en s'abstenant de boissons alcooliques, car très-souvent l'alcool devient la cause de la lenteur et de la difficulté de la digestion et détermine un état fébrile très-accusé qui surviendra après le repas (Brinton).

Le choix des liquides alcooliques est très important, nous reviendrons sur ce point; mais nous devons signaler dès maintenant que quand l'état général est très-affaibli et que cependant on se trouve mal de l'emploi des boissons alcooliques, il y a lieu de remplacer celles-ci par les lavements de vin, ou bien encore comme le conseille Brinton, par des lavements d'eau-de-vie diluée dans de l'eau et mélangée avec de l'opium.

Quand la dyspepsie est symptomatique d'un *ulcère simple de l'estomac*, l'alcool pris en boisson donne généralement les plus mauvais résultats et souvent détermine chez les malades des douleurs si vives et des vomissements si pénibles qu'ils s'abstiennent eux-mêmes de tout stimulant alcoolique. En présence de cette résistance de l'estomac, on sera souvent dans l'imposibilité de faire prendre de l'alcool à des malades qui se trouvent cependant dans un état de prostration extrême, et si l'on croit utile de recourir à l'alcool, il faudra l'administrer en lavements (Brinton).

Cependaut la proscription de l'alcool ne doit pas être absolue dans le traitement de l'ulcère simple de l'estomac, ou du moins on pourra quelquefois y avoir recours sans désavantage.

Ainsi, Brinton dit avoir vu des malades prendre un ou deux verres de sherry, et même un ou deux grands verres de bière chaque jour, sans que la guérison de ce qui semblait être un ulcère de l'estomac fut pour cela compromise.

Dans ces cas rares, ou l'on permettra un usage modéré de boissons alcooliques, leur choix sera de la plus haute importance; l'eau-de-vie additionnée d'eau et le vin seront de beaucoup préférables aux boissons composées ou artificielles; les boissons sucrées en particulier seront prohibées, le sucre et les matières fermentescibles ajoutant dans ces cas leur action nuisible à celle de l'alcool.

Parmi les accidents que peut produire la dyspepsie et qui sont influencés favorablement par l'action de l'alcool, on peut citer en premier lieu le vertige stomacal. L'ingestion d'un peu de vin généreux et surtout de liqueurs alcooliques et aromatiques au moment des accidents, suffirait souvent pour les calmer (Trousseau).

Les vomissements dans certains cas seront combattus par la même médication. On a déjà vu précédemment que le docteur Tripier en avait retiré de bons avantages, à ce point de vue spécial, chez les phthisiques; mais c'est surtout contre les vomissements de la grossesse qu'ils sont plus spécialement indiqués, et dans ce cas c'est au champagne frappé qu'on aura recours de préférence. Dans le choléra, l'alcool peut aussi exercer la même influence favorable.

Dans la diarrhée, et particulièrement chez les enfants, la médication par l'alcool a produit d'heureux résultats. L'alcool, dans ces cas, est encore un remède populaire. Laennec en parle, mais il n'ose le conseiller et ne voit là qu'une extension imprudente donnée au remède qui agit si héroïquement contre le rhume. Nous avons déjà dit comment Aran avait traité par les lavements de vin la diarrhée des phthisiques ; nous ne reviendrons pas sur ce point, mais nous signalerons la pratique du docteur West, de Londres, qui préconise le brandy chez les enfants très-jeunes, lorsqu'ils présentent cette diarrhée qui s'accompagne de vomissements et cet ensemble de symptômes graves que notre savant maître, M. Parrot, a décrit sous le nom d'*athrepsie*. D'après M. West, il convient, dans ces cas, de donner à l'enfant, toutes les deux ou trois heures, 1 ou 2 grammes environ de brandy dans de l'eau ou dans du lait.

Faisons une simple mention de l'alcool comme anthelmintique (Bremser, Cruveilhier) et chez quelques personnes comme purgatif (Béhier).

Système nerveux. — On a vu que quand il y a une dépression marquée de l'innervation, l'alcool peut rendre les plus grands services, mais on l'a employé également dans certaines maladies du système nerveux. Dans la stupeur, la mélancolie, l'hypocondrie, etc., surtout lorsque la cause de la maladie semble bien évidemment être l'anémie, on a recours

aux toniques et aux stimulants, mais c'est surtout
le vin que l'on donne en ce cas. Cependant l'alcool a
été employé avec succès contre des accidents de ce
genre, et l'on trouve dans Todd l'histoire d'une jeune
fille épileptique qui fut prise, après une violente
attaque, d'un délire persistant qui se dissipa par
l'administration de l'eau-de-vie et de l'opium.
MM. Rilliet et Barthez ont également donné du vin
d'Espagne dans l'éclampsie des enfants; et l'on sait
que dans le traitement du delirium tremens par la
méthode anglaise, on associe l'alcool à l'opium,
surtout dans les cas où la maladie survient chez un
sujet depuis longtemps adonné aux excès alcooliques.

Enfin nous signalerons la pratique d'Heberden
qui donnait des liqueurs spiritueuses pendant l'accès
de l'angine de poitrine.

Tétanos. — Mais de toutes les maladies du système
nerveux, le tétanos est celle qui, traitée par l'alcool,
a donné le plus de succès; malheureusement ici,
comme sur beaucoup d'autres points, les recherches
laissent beaucoup à désirer. On cite des cas de guérison, et il semble, pour quelques auteurs, que l'efficacité de l'alcool soit prouvée par là. Pour le tétanos,
comme pour la variole et beaucoup d'autres maladies, il faut tenir compte de la gravité du cas, et
nous rappellerons ici ce que nous avons souvent en-
tendu dire à M. Giraldès pendant que nous étions
son interne : il y a des tétanos qu'on ne guérit par
aucun médicament, et d'autres qui guérissent par

les seuls efforts de la nature, et même par l'emploi de n'importe quel médicament.

Tous les tétaniques ne présentent pas la même exagération de la température, la même augmentation dans l'excrétion de l'urée, la même rapidité dans la marche des accidents, et ce qu'il faut commencer par faire, c'est distinguer entre les cas qui guérissent seuls et ceux qui se terminent fatalement. Du reste, quoiqu'en thérapeutique on ne publie guère que les cas suivis de succès, on peut cependant trouver des faits où la médication par l'alcool a été employée et qui se sont terminés fatalement. Tous ces *desiderata* n'enlèvent pas leur intérêt aux faits de Baldwin, de Wilson, d'Hutchinson, de Pinckney et de beaucoup d'autres.

**Mode d'administration. — Tolérance. — Dangers
de la médication par l'alcool.**

Il est de la plus haute importance de déterminer
la quantité et la variété des boissons alcooliques
suivant les différents cas dans lesquels on en conseille l'usage aux malades, et la première distinction
à faire, est celle des vins et des eaux-de-vie.

En se plaçant à un point de vue général, on peut
établir que c'est à l'eau-de-vie que l'on s'adresse de
préférence quand on veut produire une action stimulante sur l'organisme, tandis que c'est aux vins
qu'on a recours quand on veut utiliser les propriétés
analeptiques du médicament. Cependant ce n'est pas
là une division radicale; et l'on sait que l'alcool est
un aliment et que l'ingestion d'un vin de bonne qualité produit une stimulation non douteuse aussi bien
que l'eau-de-vie.

Aussi ne voulant pas restreindre ce chapitre à des
généralités sans précision, nous allons passer rapidement en revue les divers modes d'administration
de l'alcool dans les différents cas où l'on a recours à
ce médicament :

De l'alcool comme topique. — On se sert pour le pansement des plaies, des contusions, des brûlures, etc., tantôt de l'alcool pur dilué dans une quantité d'eau plus ou moins grande, tantôt du vin mélangé le plus souvent avec des substances aromatiques ; nous ne dirons pas autre chose relativement à l'usage de l'alcool comme topique.

Mode d'administration de l'alcool dans les maladies pyrétiques et infectieuses. — Nous ne reviendrons pas ici sur l'historique de la question et tout en rendant justice aux médecins qui donnaient du vin dans les cas graves de fièvre typhoïde, et dans les pneumonies adynamiques ou survenues chez des ivrognes, nous ferons remarquer que les doses que l'on donne aujourd'hui dépassent de beaucoup celles que l'on donnait alors.

Dans ces cas on donne tantôt l'eau-de-vie, le cognac, le rhum, etc., tantôt le vin, ou bien, au même malade, de l'eau-de-vie et du vin.

Dans la pneumonie, Todd donnait jusqu'à 300, 400 grammes et plus d'alcool par jour; mais ses successeurs ont condamné ces doses excessives et ont modifié le mode d'administration employé et recommandé par lui. M. Béhier, en particulier, a insisté sur l'importance qu'il y avait à donner l'alcool à doses fractionnées, de façon à éviter l'accumulation de l'alcool dans l'économie. Il donne dans les vingt-quatre heures 100 ou 300 grammes de rhum, dilué dans une quantité d'eau à peu près égale, et fait prendre cette potion au malade par cuillerées à thé ou à bouche administrées toutes les heures ou toutes les deux heures. Ce mode d'administration, à doses fractionnées, a la plus grande importance. Chez certains malades qui ont une répugnance naturelle pour l'eau-de-vie on pourra remplacer celle-ci par de bons vins.

Dans le typhus, les médecins anglais ont surtout recours au vin, et ils estiment que c'est un point délicat de déterminer jusqu'où il faudra pousser la stimulation. On sait qu'ils n'ont généralement pas recours aux boissons alcooliques avant le septième jour, et souvent le premier jour ils ne donnent que quelques onces de vin comme essai, et s'il ne survient pas d'excitation du pouls ou du cœur, ils continuent. D'après ces mêmes médecins, on pourra employer avec avantage pendant la première et la deuxième semaine les meilleurs vins de France, qui réconfortent sans exciter, et ils regardent comme excellents le Château-Margaux et le Lafitte. S'il devient nécessaire de produire un effet plus considérable, on aura recours au Volnay et au Chambertin. Lorsque le collapsus est imminent, le Sherry, le Madère, le Porto seront les boissons les mieux indiquées. A l'hôpital, on aurait recours au punch, au rhum ou au cognac. Mais, selon une remarque fort pratique de Lyons, la meilleure administration des stimulants consiste, non pas tant à les donner en grande quantité quand le danger est extrême, que de prévenir le collapsus par l'usage méthodique du vin ou du brandy.

Les mêmes considérations s'appliquent à peu de chose près à la fièvre typhoïde ; mais les vins chauds, comme le Porto, le Sherry, le Madère, devront être préférés au Claret, qui est froid et subacescent (Lyons). Le Brandy peut quelquefois être employé, et Murchison conseille de le mélanger à deux parties de lait bouillant.

Aussi bien dans le typhus que la fièvre typhoïde, l'administration des boissons alcooliques sera faite à petites doses données souvent et sans interruption. On devra veiller surtout à ce que les malades ne soient pas oubliés pendant la nuit et particulièrement le matin, car c'est à ce moment que les malades ont le plus de tendance à présenter des signes de dépression, et Murchison croit que beaucoup d'eux sont tombés dans le collapsus et ont succombé par suite de la négligence de ceux qui les soignaient la nuit.

Dans les cas où l'on donnera l'alcool contre les symptômes produits par la morsure de serpents venimeux, on aura recours à l'eau-de-vie proprement dite ; et il en sera de même chaque fois que le médicament devra agir rapidement et produire une réaction énergique. Dans la syncope, dans la période algide du choléra, des fièvres intermittentes, etc., chaque fois que dans le cours d'une affection fébrile se montrent les symptômes alarmants du collapsus, c'est à l'eau-de-vie et aux vins chauds d'Espagne qu'il faudra recourir. Il en sera de même quand on voudra arrêter une hémorrhagie.

Dans les maladies chroniques et pendant la convalescence, le vin est plus employé que l'alcool. Nous ne ferons que rappeler ici la méthode de Fuster, et nous indiquerons, avec le professeur Fonssagrives, les vins de Bourgogne mais surtout de Bordeaux comme étant ceux qui, en général, conviennent le mieux aux phthisiques. D'après le même auteur, les vins dits *alcooliques secs* (Madère, Marsala, Porto, Xérès ou Sherry) ne conviennent pas aux phthisiques en raison de leur action stimulante, tandis que les vins *sucrés* d'Espagne, d'Italie et de Grèce, seraient souvent utiles surtout pour activer une digestion paresseuse. Parmi les meilleurs et les plus médicaux de ces vins, on peut citer le Malaga, le Malvoisie, le Lunel et le Rota.

La bière est aussi une excellente boisson pour les phthisiques, quand l'estomac la digère bien. On ne permettra que les bonnes bières (l'ale, le porter, les bières de Strasbourg et de Lyon).

Dans les dyspepsies où l'estomac ne peut tolérer les boissons alcooliques, s'il y a indication de donner l'alcool, on aura recours aux lavements vineux préconisés par Aran que l'on prépare avec 150 ou 200 grammes de vin auxquels on ajoute souvent quelques gouttes de laudanum. Aran dit avoir vu chez des phthisiques, des résurrections véritables par ce moyen, mais elles étaient naturellement de peu de durée, comme celles que donne le traitement par la viande et l'alcool, ou bien encore par le koumis.

Brinton a insisté particulièrement sur l'emploi des lavements de vin dans le traitement de l'ulcère de l'estomac, et si l'estomac peut tolérer l'alcool il donne un peu d'eau-de-vie dans de l'eau froide de préférence au vin et aux boissons composées ou artificielles. Il admet, en principe, que dans le traitement des dyspepsies, l'alcool devra être étendu d'une assez grande quantité d'eau et il établit une sorte de catégorie des boissons alcooliques suivant leur nocuité plus grande; les vins sucrés, les vins fabriqués, le champagne, la bière sont les plus nuisibles dans la plupart des cas.

Nous ne reviendrons pas sur l'emploi de l'alcool préconisé par le docteur Tripier, pour arrêter les vomissements des phthisiques, il n'y a pas assez d'observations publiées sur ce point.

L'alcool sera donné à tous les âges; les observations de MM. Rilliet et Barthez, West, Gingeot, etc., prouvèrent son utilité chez les enfants, et les faits déjà anciens de Chomel, ont démontré ses avantages dans la vieillesse. Le sexe n'a pas plus d'importance que l'âge, et la tolérance exceptionnelle qui accompagne certains états morbides, existe à un degré trés marqué chez tous les sujets.

Tous les auteurs qui ont expérimenté la médication par l'alcool dans les affections fébriles, ont été frappés de cette tolérance extraordinaire. Une malade de Stokes atteinte de fièvre typhoïde, prit en un mois 34 bouteilles de vin et 6 bouteilles de brandy, sans jamais présenter aucun signe d'ivresse. M. Béhier qui a parfois donné l'alcool à des doses considéra-dans la pneumonie, dit n'avoir jamais, dans ces cas, observé l'ivresse. Lyons fait la même observation pour la fièvre typhoïde, et cependant il a souvent fait prendre aux personnes les plus sobres, pendant la durée de leur maladie, du vin, du punch, du brandy en quantité suffisante pour produire à l'état de santé l'ivresse la plus profonde.

Chez les sujets adonnés depuis longtemps aux boissons alcooliques, on trouve plus qu'une simple immunité, c'est un besoin impérieux d'alcool. Ce fait, comme nous l'avons déja dit, à été bien mis en lumière par Chomel; et aujourd'hui il est classique qu'il faut donner de l'alcool aux ivrognes fébricitants; souvent ce sera le seul moyen de calmer les symptômes les plus graves de l'ataxie ou de l'adynamie.

Nous terminerons en signalant les dangers et les inconvénients de la médication que nous venons d'exposer. Ils sont réels, mais ils sont loin d'avoir de l'importance. En premier lieu, nous signalerons l'ivresse. On la produit généralement lorsqu'il y a nécessité d'agir vite et que l'on fait ingérer au malade des doses probablement exagérées du médicament. Mais quand il s'agit d'arrêter une hémorrhagie grave ou de s'opposer à l'action d'un venin, on se trouve en présence d'un danger de mort, et l'on comprend que l'ivresse, en pareil cas, ne soit qu'un léger inconvénient. On peut se demander du reste, pourquoi on reprocherait à l'alcool de produire parfois des effets toxiques, quand on ne songe à faire ce reproche ni à l'opium, ni à beaucoup d'autres médicaments.

Parfois le traitement par l'alcool à donné lieu à des accidents plus graves, et l'on a observé des cas de delirium tremens survenus sous l'influence d'une médication longtemps prolongée. Nous avons observé un cas de ce genre pendant notre internat chez notre maître, M. Lorain. C'était chez un homme d'une quarantaine d'années et d'habitudes sobres. Il eut une pneumonie grave qui fut traitée avec succès par la méthode de Todd. Lorsque la convalescence fut venue, la potion de Todd fut continuée; en outre le malade avait du vin de Bordeaux, et la religieuse du service, poussée par un sentiment fort respectable, donnait à cet homme du vin de Bagnols et du vin de quinquina en grande quantité. On fut bientôt contraint d'envoyer cet homme dans un asile d'aliénés, où sa guérison fut obtenue très-rapidement par la suppression de l'alcool. Notre ami, le docteur Magnan, nous a dit avoir reçu plusieurs fois, à l'asile Sainte-Anne, des malades de ce genre, et il nous a confirmé dans cette opinion, que c'était là un accident sans gravité, très-passager, et qui n'était pas de nature à faire contracter des habitudes alcooliques aux sujets qui antérieurement seraient restés sobres.

TABLE DES MATIÈRES

www.ingramcontent.com/pod-product-compliance
Ingram Content Group UK Ltd.
Pitfield, Milton Keynes, MK11 3LW, UK
UKHW022350090726
13658UKWH00002B/579